11.	気がつくと次にネットをすることを考えている、ということがありますか？	1 2 3 4 5 0
12.	ネットのない生活なんてたいくつでからっぽでつまらないだろうな、と不安に思ったことがありますか？	1 2 3 4 5 0
13.	ネットをしているときにだれかにじゃまをされて、イライラしたり、おこったり、どなったりしたことがありますか？	1 2 3 4 5 0
14.	夜遅くまでネットをして睡眠不足になったことがありますか？	1 2 3 4 5 0
15.	ネットをしていないときでも、ネットのことを考えたり、ネットをしているところを想像したりすることがありますか？	1 2 3 4 5 0
16.	ネットをしているとき、「あと数分だけ」と、自分に言っているのに気づくことがありますか？	1 2 3 4 5 0
17.	ネットをする時間を減らそうとしたけどできなかった、ということがありますか？	1 2 3 4 5 0
18.	どのくらいネットをしていたかを、隠そうとしたことがありますか？	1 2 3 4 5 0
19.	人といっしょに外出するより、ネットを選ぶことがありますか？	1 2 3 4 5 0
20.	ネットをしていないと気がめいったり、イライラしたり、不安だけれど、ネットを始めるとそんな気持ちが消えてしまうことがありますか？	1 2 3 4 5 0

質問の答の点数を足して、合計点が高いほど依存度も高いと言えます。
20〜49点／平均的なネットユーザーです。ときどきやりすぎることもありますが、自分でコントロールできます。
50〜79点／ネットによる問題が時々、あるいはしばしば見られます。ネットが生活にもたらす影響について考えましょう。
80〜100点／ネットによって、あなたの生活に大きな問題が生じています。生活に与える影響をよく考えて、問題に対処するべきです。

キンバリー・ヤング博士の許諾により転⽤
訳注：このテストは万人向けにつくられ　　　　　　　　　　　　　問3の
　　　「恋人や配偶者」を「家族や仲の良　　　　　　　　　　　　「家の
　　　手伝い」、質問6の「課題」→「宿題」「お手伝い」、質問8の「仕事」→「勉強」、
　　　「成果」→「成績」など、お子さんにわかるように適宜変更してください。

●ヤング博士のインターネット依存度テスト●

このテストは、キンバリー・ヤング博士が作ったネットへの依存度を測る有効な方法です。20の質問に答えて、「軽い依存」「中程度の依存」「深刻な依存」までのネット依存の度合いを測ります。

次の質問に、0から5の間で答えてください。

```
0:全くない      3:よくある
1:まれにある    4:しょっちゅうある
2:ときどきある  5:いつもある
```

質問（当てはまるスコアを○で囲みましょう）　　　　　　スコア

1. 思ったより長い時間ネットをしていた、と気づくことがありますか？　　　1 2 3 4 5 0
2. ネットを長くやっていたくて、家の用事をさぼったことがありますか？　　　1 2 3 4 5 0
3. 恋人や配偶者といっしょにいるより、ネットをしているほうが楽しいと思いますか？　　　1 2 3 4 5 0
4. ネットで新しい仲間をつくることがありますか？　　　1 2 3 4 5 0
5. ネットをやりすぎていると、周囲の人から注意をされたことがありますか？　　　1 2 3 4 5 0
6. ネットのしすぎで成績が下がったり、課題がすすまなかったりしたことがありますか？　　　1 2 3 4 5 0
7. やらなければならないことがあっても、それより先にメールをチェックすることがありますか？　　　1 2 3 4 5 0
8. ネットのせいで、仕事の能率や成果が下がったことがありますか？　　　1 2 3 4 5 0
9. 「ネットでなにをしているの？」と聞かれて、いいわけをしたり、かくそうとしたりしたことがありますか？　　　1 2 3 4 5 0
10. 不安やつらさを忘れるために、ネットで気持ちを落ちつかせようとすることがありますか？　　　1 2 3 4 5 0

ネット依存から子どもを守る本

家庭や学校で取り組む予防教育と治療法

キム・ティップ・フランク 著
マイク・パジェット 執筆協力
上田勢子 訳

大月書店

献　辞

この本を、有能な編集能力を発揮してくれた妻ルイーズ・フランクへ捧げます。彼女の協力なしにはこの本も、私のほかの本も完成させることができませんでした。

また、私ティップとマイクが長年にわたり関わってきた多くの子どもたちに捧げます。彼らから、ネットについて多くのことを教えてもらいました。
そして、今もネット依存と闘っている子どもたちがいます。
この本がたくさんの子どもたちにとっての、大きな助けとなることを願っています。

ティップ・フランク

Originally published in English as "Lost and Found" by National Center for Youth Issues.
Text Copyright ⓒ 2013 National Center for Youth Issues.
All rights reserved under International and Pan-American Copyright Conventions.
The Japanese language edition was arranged through a rights agent Seiko Uyeda

はじめに

　ネット依存症（IAD）は、比較的新しい現象です。そのため私たち大人は、子どもや若者がネットとどう関わっていけばよいか、指導法がわからずとまどうことが多いのではないでしょうか。1960年代の親たちが、若者のドラッグ依存をどう指導したらよいかわからなかったのと似ているかもしれません。

　ネット依存に立ち向かうとき役立つのは、ほかの依存への対処法です。ネット依存も、アルコール依存やギャンブル依存と同じ特徴を持っています。ですから、ネット依存の対処と治療には、ほかの依存症の対処と治療が当てはまります。けれど、ネット依存には独特な問題もあります。

　ネット依存は、ほかの依存症と同じように大変深刻なものですが、幸いなことに治療は可能です。ネット依存症に対処することは、現代社会にとって大きな課題です。

　本書は、保護者や教師、カウンセラーなどの子どもの専門家が、より自信を持ってこの問題に効果的に対処できるように、情報と予防法、治療法をわかりやすくまとめました。本書が、子どもたちのネット依存の予防教育に役立ち、一線を超えてしまった子どもたちには、周囲が積極的に介入し、治療につなげるために役立つことを願ってやみません。

この本の使い方

　本書は、ネット依存症の予防、見分け方、治療についてわかりやすくまとめたハンドブックです。

　第1章では、現代社会においてテクノロジーと関わらずに生きていくことは事実上不可能であること、そして多くの人が、いともたやすくインターネットの数々の楽しみに「はまって」しまう現実を認識していただきます。この本の読者の多くは大人で、若い世代にくらべれば、ネットの世界には疎いと感じていることでしょう。テクノロジーは現代社会に不可欠な

ものだけれども、そのテクノロジーに消耗されずに生きていかなければならないというジレンマを、まず知ってもらうのがこの章の目的です。

　第2章と第3章では、健全な精神と不健全な依存についての比較、とくにネット依存とはなにか、についてくわしく明確に説明します。子どもたちが、ネットに依存していないかどうかを見分け、またネット依存が本人だけでなく周囲にも大きな影響を及ぼすことも書きました。

　第4章と第5章には、ネット依存症に陥らないためのアイディアや方法が書かれています。とくに、家庭や学校がネット依存予防に果たす重要な役割について、具体的な方法やプログラムを紹介しました。

　第6章は、ネット依存症の治療法についてです。まず、自分でできる方法を紹介しました。これは、そもそも依存の原因になったと思われる、自分の弱さを克服していこうとする方法です。問題解決のスキル、理論的な考え方、友だちや人間関係の構築、感情のコントロールなどです。また、ネット使用を自分で管理し、コントロールするのに役立つ方法も紹介しました。
　しかし、ネット依存症に陥った場合、こうした方法では十分でないことが多いのです。専門家による介入が必要となるでしょう。効果的なカウンセリングや、リサーチに基づいた心理セラピー、12のステッププログラムや、グループカウンセリングの方法について説明しました。自然に触れるセラピーや、入院しての治療まで、依存の度合いによって治療法の違いがあることを解説しました。

目　次

はじめに……………………………………………………………… 3
この本の使い方……………………………………………………… 3

第1章：ネット時代に生きる……………………………… 9
　　ネットのよい面………………………………………………… 12
　　ネットの落とし穴……………………………………………… 13
　　子どものネット依存は親の責任なのか……………………… 14

第2章：精神面の健康を保つ力………………………… 17
　　ソーシャルスキル（人間関係のスキル）…………………… 18
　　　感情をコントロールするスキル／コミュニケーションスキル／冷静になるスキル／他者を冷静にさせるスキル／リラックスするスキル／実行機能のスキル／自己実現のスキル

第3章：ネット依存症とは………………………………… 21
　　依存とは………………………………………………………… 22
　　深刻なネット依存症…………………………………………… 24
　　依存症には段階がある………………………………………… 27
　　典型的な依存症の兆候………………………………………… 29
　　ゲーム依存の兆候……………………………………………… 30
　　ゲーム依存をつくる環境……………………………………… 31
　　　●LINEから離れられない10代・スマホで育児する母親… 31
　　ネット依存から起こる5つの問題…………………………… 33
　　どんな人がネット依存になるのだろう……………………… 34
　　ゲーム依存の症状……………………………………………… 35

なぜゲームにはまるのか……………………………………… 37
　　内面の問題とゲーム依存………………………………………… 40
　　　　もっとも中毒性の高いゲームの例
　　　　ゲーム製造会社による改善／ゲーム依存症から抜けだす

第4章：家庭でできる予防法…………………………… 45
　　制限を設けましょう……………………………………………… 46
　　親にできる4つのこと…………………………………………… 47
　　●ネットやゲームのやくそく（幼児向け）…………… 52
　　●ネットを安全に正しく使うためのやくそく
　　　（小学生向け）………………………………………………… 54
　　●契約書──ネットを安全に正しく使うために
　　　（中高生向け）………………………………………………… 56
　　ネットの危険について教えましょう………………………… 58
　　　　キャットフィッシング（なりすまし）／ネットいじめ
　　自分で自分を守る方法を教えましょう……………………… 61
　　セクスティング（性的内容のメール）……………………… 63
　　ソーシャルコンテイジョン（社会的感染）………………… 66
　　ソーシャルメディアのあいまいな境界線…………………… 68
　　親の役割をはたす………………………………………………… 68
　　絶対にゆずれない9つのルール……………………………… 70
　　ソフトウェアを選ぶときのガイドライン…………………… 74
　　親の力を発揮しましょう………………………………………… 77
　　ネット依存による健康障害……………………………………… 79
　　ネットの安全な使い方（12歳以下）………………………… 80
　　ネットの安全な使い方（13歳以上）………………………… 81

第5章：学校での教育………………………………………… 85
　　学校でネットの安全網を広げる……………………………… 86

モデルカリキュラム……………………………………87
　　●幼稚園から小学校低学年のカリキュラム例…………88
　　●小学校中学年から高学年のカリキュラム例…………89
　　●中学生のカリキュラム例…………………………………91
　　●高校生のカリキュラム例…………………………………92
　　●フィルタリングと相談窓口………………………………94

第6章：ネット依存症への対処法……………95

　　基本の対処法…………………………………………………96
　　なぜ依存症になったのかを考える………………………97
　　自分を変えるチャンスを与える…………………………97
　　制限と環境づくり……………………………………………97
　　まずは自分で取り組む方法（セルフ・ヘルプ）を試す……100
　　ライフスキルを身につける………………………………104
　　　　4つのステップ／考えが行動を決める（認知行動療法）
　　●問題解決の4ステップ……………………………………107
　　　　きっかけ＋考え＝結果
　　●きっかけ＋考え＝結果……………………………………109
　　　　外へ目を向けよう
　　●自分の得意なことを役立てる……………………………112
　　　　趣味や好きなことを見つけよう
　　●あなたのZQスコア…………………………………………114
　　　　怒りの山を克服しよう／友だちをつくろう／友だちづ
　　　　くりの練習をしてみよう
　　専門家に助けを求める………………………………………121
　　　　セラピーとカウンセリング／いろいろなセラピー
　　　　入院治療
　　まとめ……………………………………………………………127

●巻頭付録　ヤング博士のネット依存度テスト　　●巻末　参考文献

第1章
ネット時代に生きる

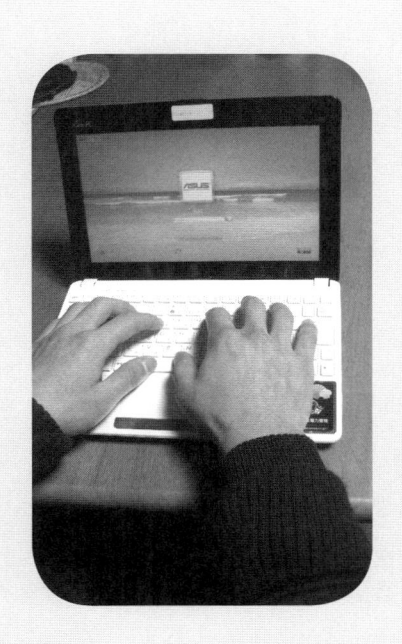

私たちは、もはやネットの世界に関わらずには生きられないでしょう。ネットの世界はとてもめまぐるしく変わっていきます。そして、この新しいテクノロジーの世界は、ちょっと足を浸すだけでもおぼれてしまう危険性もあるのです。
　ネット上にある次のコメントが、それをよく表しています。

　石器時代から産業化時代、そして情報化時代へと、テクノロジー発達の速度は急激に増し、今後もそれは続くだろう。私たちの世界では、毎日、秒きざみで新しいテクノロジー改革が起きているが、私たちはその利益を受けると同時に、テクノロジーが社会に与えるネガティブな影響にも対処していかなくてはならなくなったのだ。これはいったい「進歩」と呼べるものなのだろうか？　（Roszac, 1994）

　ほとんどの人が、この技術革命を避けることは不可能です。だったらおぼれるより、うまく泳ぐ道を選ぶしかないでしょう。若い人たちは、良くも悪くも大人を見習います。本書を読んでいる方々は、テクノロジーを悪いものとしてではなく、上手に使おうと子どもたちに伝え、お手本を示してほしいと思います。
　100年以上も前にアインシュタインは、こう語っています。

「テクノロジーが人間性をもはや超えてしまったことは、あきれるほど明白である」

　アインシュタインが今生きていたら、いったいなんと言うでしょうか！
　60歳以下のほとんどの人は、新聞、雑誌、ラジオ、テレビといった従来のメディアから、パソコンによるコンテンツに移行しはじめているでしょう。現在では、グーグルに1兆以上のインデックスが、ウィキペディアには380万もの項目があり、YouTube（ユーチューブ）には1億2000万以上の動画があり、ブログは2億4000万もあると見積もられて

います。また、フェイスブックには毎日10億人以上がログインし、毎日5800万ものメッセージがツイッターで送られています。

　インターネットの大流行はメディアによってあおられているだけではありません。以前は消費者と呼ばれていた観客が、いまでは「メディアのプロデューサー」と化しているのです。作家や作曲家、映画監督でなくても、ブログを書いたり、動画をアップしたり、ポッドキャスト（＊）をつくったりすることができるのです。

　このように、私たちはメディアを消費するだけでなく、製作もしています。携帯電話やタブレットを持っている人ならだれでも、ビデオや写真をネット上にアップし、ジャーナリストになる可能性を持っているのです。

　従って、テクノロジーの賢い使い方を身につけるためには、メディアの消費者であると同時に製作者であることも自覚しなくてはなりません。これはなかなか大変なことです。「ウェブ（クモの巣）」は、とても賢い子どもでさえ、からめとってしまうかもしれません。細心の注意が必要です！

　次の歌のように、私たちは「子どもたちによく教えなくては」ならないのです。

道にたたずむあなた、あなたには生きる手だてがいる
新しい生き方をつかもう、過去にはサヨナラして
子どもたちによく教えなくては、苦しみはゆっくり去っていくものだと
あなたが夢を育めば、子どもたちの見る夢もきっと見えてくる
子どもたちに「なぜ」なんて聞かないほうがいい、叫びたくなるだけだから
ため息つきつつ見つめていれば、子どもたちの愛が伝わってくるはずさ
（グループ「クロスビー・スティルス・ナッシュ・アンド・ヤング」の歌）

＊ポッドキャスト／インターネット上で音声や動画のデータファイルを公開する方法の１つで、オーディオやビデオでのウェブログ（ブログ）として位置づけられる。インターネットラジオ・インターネットテレビの一種。

◆ネットのよい面

　手を伸ばせばすぐそこにあるネットの世界は、次のように私たちの生活に役立っています。

☆つねに世界の情報にアクセスできる。
☆情報をすばやく効果的に得ることができる。
☆検索して特定の情報を手に入れられる。
☆膨大な量の情報を、ポケットサイズのパソコンに保存できる。
☆ドキュメントをシェアしたり、メールで添付書類を送ったり、クラウド（＊）を使ったりして、離れている人たちと共同作業ができる。
☆安全とアクセスのために、ドキュメントをバックアップすることができるので、紙の書類のような紛失の恐れがない。また、クラウドを通じてどこからでもドキュメントにアクセスできる。
☆地球のどこからでも（宇宙からですら！）「スカイプ」のようなソフトを使えば、瞬時に話したり顔を見たりできる。
☆一瞬で人や会社と繋がることができるので、時間や距離はもはや問題にならない。
☆いつでもどこでもデジタル会議を開き、互いの顔を見ながら話し合いをすることが可能だ。
☆距離が離れていても、SNS（ソーシャルネットワーキングサービス）で人とつながり、SNSの世界で時間を共有することができる。

＊クラウド／パソコンのソフトの代わりに、インターネットのサーバーを使って作業をし、作成したデータもインターネット上に保存できる。クラウドは「雲」の意味で、主にIT業界ではインターネットを雲の絵で表現することに由来している。

◆ネットの落とし穴

ますます進化するネットの世界には、次のような落とし穴もあります。

★プライバシーと安全の問題／いかに保護しても、あなたがパソコンを通じて行ったことは、いつでも、どこでも、だれでも見ることができる。
★情報過多の問題／多くの情報にアクセスできるからといって、多くのことを知ることにはならない。情報を手に入れることに夢中になり、その情報をどう使うかは後回しになる。情報を得ることに時間を使いすぎ、動きがとれなくなってしまう。
★判断力の低下／無限に情報へアクセスすることは、かえって判断力を落とさせる。情報について考え、批判的思考をしたり、情報を発展させたりという経験を積み重ねないと、単に情報を蓄えるだけになってしまう。

　パソコンの前に座って情報を検索していたら、いつのまにか数時間たち、何を知ろうとして情報を集めはじめたのか、わからなくなったことがありませんか？　そして、膨大な情報量で押しつぶされそうな感じを受けませんでしたか？　こうした終わりのない検索は、あなたから時間とエネルギーを奪い、たとえ情報を探すことがうまくなっても、情報について批判的に考えるという、大切な作業をおきざりにしてしまうのです。
　同じことが人間関係にも言えます。バーチャルな人間関係ばかり増えると、現実の人間関係は失われていく傾向にあります。SNS（ソーシャルネットワーキングサービス）にいる5327人の友だちは、あなたにとってどういう意味を持つのでしょうか。現実に、本当の友だちはいるのでしょうか？
　また、調査によると、SNSなどでネガティブな書きこみを1つされると、そこから立ち直るためには、13のポジティブなコメントが必要になるそうです。ですから、ネガティブなコメントがどっと入ってきたら、非常に大きなダメージを受けるでしょう。さらにそれはあたかも病原菌のように増え続け、手に負えなくなることもあるのです。

◆子どものネット依存は親の責任なのか

　親は、一番子どもの近くにいて、生きる上での道すじを示せる存在です。
　人生について、そしてさまざまな現象や問題について、それがなにか、なぜなのか、どうすればよいのかを、子どもに教えるのも親の役割です。
　けれど、ネットの世界は親にとっても新しい経験です。えてして、進化するテクノロジーに早くなじめるのは子どものほうで、私たち大人のほうがとり残されている傾向があるように思います。
　以前、テレビがベビーシッターがわりにされることが問題になったことがありましたが、現代では様々な「画面」がその役割を担っています。スマートフォンの画面で赤ちゃんをあやす親が増えていると報告されています。手を伸ばせば届くところに、「スーパー・ベビーシッター」がいるというわけです。しかし、これらには「中毒性」という難点があります。
　デジタルテクノロジーがどれほど子育てに使われているか、2012年のデータを見てみましょう。

★1歳以下の子どもの52％が毎日2時間半テレビを観ている（30％はビデオを観ている）。
★1歳児の60％が毎日3時間テレビを観ている（47％はビデオを観ている）。
★2歳児の71％が毎日3時間以上テレビを観ている（53％はビデオを観ている）。
★3か月になるまでに40％の赤ちゃんが、定期的になんらかのメディアに接し、その割合は2歳になるまでに90％にのぼる。
★8歳～18歳の子どもの70％が、自分の部屋にテレビがある。
★8歳～18歳の子どもの66％が携帯電話を持っている。
★わずか21％の親しか、子どものビデオゲーム使用について規則を決めていない。
★わずか17％の親しか、テレビゲームの年齢レーティング（＊）をチェ

ックしていない。
★子どもといっしょにテレビゲームをする親は全体の３分の１しかいない。
("Screen Time" 2012)

＊レーティング／ゲームソフトの表現内容によって対象年齢等（年齢区分マーク等）を審査し、表示する制度。日本では2002年10月からコンピュータエンターテインメントレーティング機構（CERO）により開始された。→P74〜76

　現代の若者は、ほかのどんな活動より、テレビやデジタル器具を使って時間を過ごすことが多いといってもよいでしょう。それがよいことなのかどうかについてはまだ議論の余地はありますが、この現象がこれからも変わらないだろうということは現実です。
　ボストンの子ども病院の小児科医で、「子どもの健康とメディアセンター」のディレクターでもあるマイケル・リッチ博士は、この現象をもっとも的確に言い表しています。
　「メディアが至るところにある今日、メディアがよいか悪いかを論じるのではなく、メディアを子どもの環境の一部として受け入れなくてはならないだろう。ちょうど空気や飲み水や食べ物のように」。("Negative Effects" 2011)
　大人はメディアやテクノロジーをただ批判するのではなく、子どもたちがどうバランスをとりながらそれらを使っていくかを考えなければならないのです。子どもに賢いお金の使い方や、健康な食生活を教えるように、ゲームやネットといったテクノロジーをどのようにコントロールしていけばよいかを、大人は子どもに教えなければなりません。
　近年では、「ネットの安全」や「ネットのエチケット」を教える学校が増えてきました。しかし、学校だけでは十分ではありません。親が、家庭においても、テクノロジーと生活の健全な関係や、テクノロジーを使うこととテクノロジーに依存することの違いを、子どもに教え、考えていくことが必要なのです。

第2章
精神面の健康を保つ力

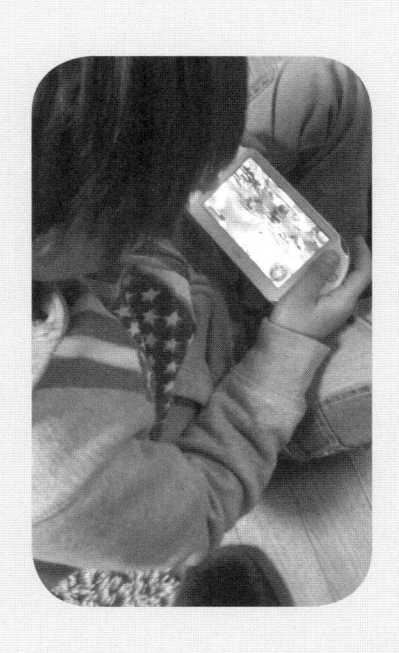

子どもが、人間として健全に生きるためには、どのような特質を備えていなければならないでしょうか？

　生活におけるストレスや困難に対処するためには、次にあげるようなソーシャルスキルを育てることが必要です。これらが精神面の健康を保つのです。しかし、テレビやゲームやネットの過度な使用は、それらの正常な発達を妨げることがよくあります。つまりこれらのスキルが正常に育ってないとしたら、教育によって育てなければならないのです。

　この章では、子どもたちの精神面の健康を保つために必要な、ソーシャルスキルについてくわしく説明します。

◆ソーシャルスキル（人間関係のスキル）

　人間関係のスキルとは、それに関するさまざまな能力をまとめてさします。行動のスキル、コミュニケーションのスキル、感情をコントロールするスキルなど、さまざまなスキルが含まれます。私たちの多くは、こうしたソーシャルスキルを、家族や他者との無数の関わりによって、知らないあいだに身につけます。

　けれど、自然に身につける以外に、教えられて学ぶ方法もあります。第6章の「友だちづくり」に出てくるように、ソーシャルスキルを身につけるためのさまざまなプログラムも実践されています。スキルを学ぶには、それぞれについて次の5つのステップが使われます。

1．スキルの要素（言葉の要素と身体の要素）を説明する
2．スキルを示す
3．スキルを練習する
4．実生活でスキルを使ってみる
5．使ってみた経験をフィードバックし、スキルをより向上させる

感情をコントロールするスキル

　私たちの考えや気持ちや行動はからみあっています。考えが気持ちを左

右することもあれば、気持ちがどう行動するかの決定に影響を与えることもあります。感情が高ぶると、単に反応するのではなく、反発が起こることもあります。ですから、自分の感情を知ることで自分自身を認め、自分にとって一番よい行動をとるための判断ができるように、感情をコントロールすることが大切です。自分の感情を知り、どうコントロールするかを知ることが、精神を健全に保つための鍵となります。

コミュニケーションスキル

人とつながるには、相手から発せられた言葉や感情を受けとめたり、それに対して反応したりするスキルが必要です。人と人はコミュニケーションによって情報を得たり、交換したり、互いに説得したりします。

興味深いことには、人と人とのつながりの大部分は言葉によるものではなく、「非言語コミュニケーション」と呼ばれるボディランゲージ（身ぶりや手ぶり）、体の接近度、超言語スキル（声の大きさ、調子、抑揚（よくよう））などによるのです。専門家によれば93％のコミュニケーションは非言語によって行われているといいます。（Crisis Prevention Instituteの研究による）

冷静になるスキル

感情が高ぶれば高ぶるほど、理性から非理性へ、反応から反発へと移行します。考えるのは後まわしにして、とりあえず今すぐ行動しなければならない場合もありますが、たいていの場合は、感情が高ぶらないほうがよい判断ができます。そこで、深呼吸をして自分を冷静にする能力が必要になるのです。

他者を冷静にさせるスキル

周りの人が感情的になって非理性的になった場合、それに反発するのではなく反応することが、周りの人にとっても自分にとってもよいことだといえます。相手の感情を落ちつかせるための方法として、静かにする、相手の話を聞く、心を落ちつける、相手から少なくとも2歩離れる、そして、

相手の尊厳を傷つけないように注意することなどが必要です。

リラックスするスキル

　感情が高ぶると自衛本能が起こります。すなわち、「戦うか、逃げるか」という反応が起こるのです。危険を察知するとそれに対処するために、私たちの体の神経系統や蓄えられたエネルギーが反応を起こすからです。

　しかし、こうした本能の反応によって考えが浅くなり、衝動的になることはよいことではありません。より明確に考え、状況を理性的に評価し、役立つ行動を選ぶためには、本能と理性とのバランスをとっていくことが大切です。したがって、「戦うか、逃げるか」反応に対して、リラックスさせる反応をおこすことが必要です。そのもっともかんたんな方法は、呼吸を整えることです。ゆっくり深く息を吸いこんで数秒間止め、またゆっくり吐きだすことを数回くりかえします。自衛本能がしずまり、気持ちが落ちつき、状況は改善されるでしょう。別の方法として、体の端から、部位ごとに筋肉を緊張させ、ゆるめるという緊張・弛緩(しかん)の方法もあります。

実行機能のスキル

　実行機能とは、自分について考え、自分を高めるための目標を立て、その目標に向かって行動するスキルです。

自己実現のスキル

　アメリカの心理学者アブラハム・マズローは「人間は『自己実現』を必要としている」と語っています。生まれたばかりの人間は生理的な欲求を満たすところから始まり、次第に周囲とつながったり関わろうという欲求が出現します。こうして、人間は自己実現に向かって絶えず成長すると、マズローは述べています。

　ネットの世界で多くの時間を費やしていると、健全でバランスのとれた人間に成長するために必要な時間や経験が奪われてしまう恐れが大いにあるということです。

第3章
ネット依存症とは

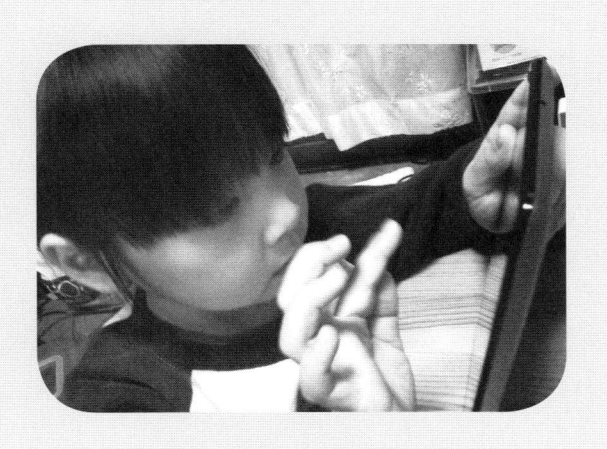

◆依存とは

　依存とは、そのことだけに自分の時間とエネルギーを費やし、それ以外のことには、時間やエネルギーを費やせなくなるような状況に陥っていることを言います。

　食べ物への依存（摂食障害）や、アルコールや薬物への依存、セックス、ギャンブルへの依存をはじめとして、数多くの依存があります。

　ネット依存とは、デジタル世界にはまってしまい、デジタル世界に生活をコントロールされてしまう、比較的新しい依存症です。

　研究によれば、ネットやゲームへの依存は、ほかの依存症にとても似通っているといいます。あるカウンセラーによると、「依存者がゲームをすると、ちょうどギャンブラーや薬物依存者のように、脳の中にエンドルフィンが作られて高揚感を味わう」と言います。アルコールやギャンブルに依存している人と、ゲームに依存している人に同じ質問をしてみると、答えがほぼ同じであることもわかっています。（"Video Game," 2012）

　この調査はまだ研究途上ですが、それは調査がテクノロジーの進歩に追いついていないためです。ネット依存は、心理学の分野でもまだ比較的新しいフィールドなのです。しかし、大量のデータはそろっていて、興味深い研究結果も出ています。

　ゲームをしている10代の子どもの調査を行った、グラッサー、テイルマン、グリフィスの３人の研究者によれば、11.9％が依存症の診断基準を満たしているといいます。（Grusser, S.M. et al., 2007）

　アイオワ州大学のダグラス・ジェンタイル博士の、８歳～18歳の子ども1178人に対して行った研究によれば、8.5％に病的パターン、すなわち、アメリカ精神医学会で定義された11の臨床症候のうちの６つの症状が見られました。（Gentile, D., 2009）

　米国医師会の科学と公衆衛生委員会のデータによれば、アメリカの子どもの15％（500万人以上）にゲーム依存症の恐れがあります。（"Video Game," 2012）

様々な調査を通じて集めたデータをもとにした「だれがネット依存者か？」という記事によると、アメリカに住む人の68％が伝達、社交、ニュース、ゲームといった用途で日常的にネットを使用しているといいます。

●日本では2008年の総務省の調査によると、男性153万人、女性118万人、合計271万人にネット依存の傾向があり、未成年者の推計数はこれを上回る可能性が大きいとされる。また、2013年の厚生労働省研究班の調査で、ネット依存の疑いが強い中高生は推計51万8000人に上ると報告された。

　ネットは簡単に使えるすばらしい道具で、底のない情報源であり、エンターテインメントでもあります。しかし、こんなマイナス面もあるのです。
★13.7％の人が、ネットから数日でも遠ざかっていることができない。
★8.7％の人が、家族や友だちに隠れてネットを使用している。
★5.9％の人が、ネットを使いすぎたせいで人間関係に支障をきたした。
★8人に1人に、ネットの問題的な使用の兆候がみられる。
★ネット・サーファーの5～10％が何らかの形でネットに依存している。
★会社員の67％が、仕事中に私用でネットを使ったと認めている。
★60％の会社が、従業員の不適切なネット使用に罰を与えたことがある。
★30％の会社が、不適切なネット使用が理由で従業員を解雇したことがある。
★ネット依存症には、ゲーム、SNS、サイバーセックス（ポルノ）、ネットショッピング、ギャンブル、ネットサーフィンなどの依存がある。
★男性はゲームやポルノやネットギャンブルに依存しやすい傾向があり、女性はチャットやIM（インスタントメッセージ）、ネットオークションやネットショッピングに依存しやすいが、性別によって及ぼすリスクに違いがあるわけではない。
★人々はテレビを見る時間（週に16.4時間）の倍の時間を、ネット（週に32.7時間）に使っている。（"Addiction Statistics," 2013）

2013年5月に出版されたアメリカ精神医学会の『The Diagnostic and Statistical Manual Fifth Edition（精神障害の診断と統計の手引き第5版）』では、ネット依存症（「インターネット使用障害とも呼ばれる」）は、まだ依存症スペクトラムとして認識されていませんが、将来研究を続けることが提唱されています。
　現在はネット依存は「衝動コントロール障害」の中に含まれていて、「衝動コントロール障害」とは、上記の手引き第4版（1995年刊）では、「自分や他者にとって害があるかもしれない衝動的な行動をがまんすることができない」ことと定義されています。
　今はまだ、ネット依存症と判断するための専門的な基準が確立されていない状況です。そこで本書では、保護者や専門家が子どもたちのネットへの依存を見きわめるための一般的な見分け方を紹介します。
　病名はなんであれ、ネットに依存する子どもたちに問題があることはまちがいありません。
　ネット依存には、さまざまなタイプがあります。ネットゲーム、チャット、SNS（ソーシャルメディア）、オンラインギャンブル、ポルノなどへの依存です。さらに近年のスマートフォン、web 2.0、ビデオチャット、ネットゲームなどによって、ネットは生活の全領域に入りこんできました。コンピュータの前で長時間過ごすことのない人たちもあっというまに、スマートフォンやiPodやゲーム端末機のとりこになってしまいます。
　テクノロジーはもはや日常に欠かせないもので、とくに若者にとっては避けることのできないものですから、必然的に依存の可能性が高まります。500万人以上ものアメリカの子どもがネット依存だと言われていますが、とくに子どもや若者は、ネット依存に陥るリスクが高いと言えます。

◆深刻なネット依存症

　ネット依存は、そんなに深刻なことなのでしょうか？　たとえば薬物依存に比べれば、たいした問題ではないのではないでしょうか？

しかし、すでにネットに長時間費やして、命を奪われた若者たちがいます。ネット依存は、命に関わる問題でもあるのです。
　台湾の18歳のチャングという若者が、「ディアブロ3」というゲームを40時間やり続け、死亡したという事件がありました。2012年5月15日、待ちに待ったゲームの発売の直後のことでした。
　その3か月前にも、台北のネットカフェで「リーグ・オブ・レジェンド」というネットゲームをしている最中に心臓マヒを起こして死亡した青年がいました。2011年には30歳の中国人のゲーマーが、3日間飲まず食わずでゲームをやり続けて死亡しました。2011年8月には、イギリスのクリス・スタニフォースが、「Xボックス」を長時間プレイして、肺血栓塞栓症を起こして亡くなりました。彼はそれまでにも、しょっちゅう12時間続けて好きなゲームをしていたといいます。

　命に関わらないまでも、頻繁に見られる軽視できない問題もあります。成績の低下、睡眠障害、不登校、友だちや活動から遠ざかること、家族間の摩擦、不安障害、うつ、といったものです。こうした問題があると、日常生活が正常に機能しなくなります。このことについては、後の章でさらにくわしく述べていきましょう。
　2章でも触れましたが、子どもが長時間ネットばかりしていると、正常な社交性が育たず、スポーツや勉強にも支障をきたします。成人しても、まだ小学生くらいの精神構造しかもてない人間になってしまうのです。異性と言葉を交わしたり、スポーツやバンドなどを通して協調することを身につける機会を失い、人間としての成長が妨げられてしまいます。
　また、とくにネットは若者にとって依存性の高いものであることを忘れてはなりません。若者の97％がゲームをしてはいますが、その多くは、こうしたテクノロジーと勉強や社交生活とのバランスをうまくとっています。しかし、8〜15％の若者は、依存症になってしまうのです。
　精神科医のマイケル・ブルーディは、彼らに、依存症の特徴である2つの兆候が見られたと述べています。

1．自分を保つために、ある物質や行動をもっともっと必要とするようになる。
2．その物質や行動をもっと得ることができないと、さらにいらつき、みじめになる。(Detox, 2006)

　アメリカ精神医学会は、依存症にはいくつかの特徴が認められると述べています。依存しているものを取りのぞくと離脱症状が出たり、そのものの使用をコントロールできないことや、そのものに対する耐性ができたり、使用について家族にウソをついたり、趣味やその他の活動への興味を失うといったことです。これらの9つの特徴を、下記のようにネット依存に当てはめて発表しました。(「インターネット依存：新しい精神健康障害」と題した2012年の記事より)

1　ネットゲームに夢中になる。
2　ネットをとり上げると離脱症状が出る。
3　耐性ができる（ネットの使用時間をますます増やさないとならなくなる）。
4　ネット使用をやめようとしてもやめられない。
5　問題があることがわかっていても、ネットの過剰使用を続ける。
6　ネットゲーム以外の趣味や遊びや活動に対する興味を失う。
7　不快な気分から逃れるためにネットゲームをする。
8　ネットゲームをしている時間について、家族やセラピストなどにウソをつく。
9　大切な人間関係や仕事を失ったり、支障をきたしたりする。また勉強や仕事がおろそかになる。

　ネット依存症は、感情面、社会面、人間関係、勉学、仕事などにおいて、マイナスの結果をもたらします。しかし、何時間ゲームをすれば依存症になるか、というはっきりした数字はありません。わかっているのは、実世

界の活動や趣味にエネルギーを費やすかわりに、ほとんどの時間をゲームに使っていれば依存につながるということ、そうなると、家族や友だちとの人間関係、勉強や仕事、趣味や活動よりも、ゲームの達成感を優先するようになってしまうということなのです。

◆依存症には段階がある

　ジャッキー・ピューリンジャーというイギリス人女性が、薬物依存の人々を助ける香港での活動を、『竜を追いかけて（Chasing the Dragon）』という本にまとめました。中国のことわざにあるように、「竜を追っているうちに竜が背中に乗って、逆に竜に追いかけられる」ことを、ヘロインの危険に例えたのです。このことはすべての依存症にあてはまります。

　依存症は段階を追って進んでいきます。ネットの過剰使用も、ほかの衝動行動と同じように、段階に分けられます。この段階をわかっていれば、最悪の状態になる前に助けを求めることができます。周囲がネット依存の段階に注意を払っていれば、早めに対処することができるのです。

　ボストン大学の公衆衛生部門のプロジェクト「ジョイン・トゥゲーダー（三をつなごう）」は、薬物依存の段階を5つに分けてわかりやすく説明しました。本書では、それをネット依存に当てはめました。

第1段階：試し

　この「試し」の段階では、ネットを定期的に使います。特徴は、ほかの問題を忘れるためにネット使用していることがよくあるということです。

　たとえば、友だちとけんかしたり、いじめられたり、親の離婚に腹をたてたりして、それがネット使用のきっかけになり、また問題を回避するために、ゲームを長時間したりするようになるのです。ネットを使っている間は問題が解決したように思え、逃避のためにもっと使うようになり、次の段階へと進みます。

第2段階：日常的使用

この「日常的使用」の段階では、日常的にネット使用しますが、やめたいときにやめられるなら問題ありません。しかし、成績不振や人間関係の悪化、責任回避といった、マイナスな影響をもたらすことがあります。

第3段階：危険な使用

いつどのように、日常的使用から「危険な使用」へ移行していくかは、人によってちがいます。また、なにを「危険」というかも、基準がつけがたいものです。健康、社交、家族、経済面、ひとつでも問題が起こりそうなら、また起こったならば「危険」の域に達している可能性があります。危険な使用は、あっというまに依存へと進むことがあるので要注意です。

第4段階：依存する

「依存」の段階になると、様々な形でネットを使用して現実から逃げるようになり、ゲームや動画にはまったり、携帯を使う時間が増え、よりエネルギーをつぎこむようになります。学校へ行く、仕事をするといった自分がやらなくてはならないことや、人とのつき合いを回避するようになります。健康、社交、家族、経済的な問題がさらに強くなります。問題に対処するために、ネットがより必要になり、ネットをとり上げられるとイライラします。

第5段階：依存症

様々な形でのネット使用を、くりかえして長時間行うことで、深刻な心理的、および身体的な変化が起こることを、医学用語で「依存症」と言います。本書の後の章で、よりくわしく説明しますが、依存症の特徴として以下のことがあげられます。

★悪い結果を引き起こすことがわかっているのに、コントロールできないほどネットを欲し、使用する。

★放っておくと悪化し、慢性化して長い間続く。

★依存症は治療が可能であり、回復する割合は、糖尿病や喘息(ぜんそく)のような慢性疾患から回復する割合とたいへん似ている。いろいろな治療法があり、通院や入院、自助グループといった地域社会の活動を、それぞれのニーズにあわせた方法で組み合わせることができる（治療や介入については第6章を参照）。

◆典型的な依存症の兆候

　ネット依存の典型的な特徴は、アルコール依存症と同じです。
　依存する対象がなんであっても、依存症にはちがいがありません。依存症の兆候に気づくために、まず依存症の兆候を以下に示します。こうした兆候は進んでいくので、初期の兆候がたとえ無害に見えても、その段階できちんと治療をしないと、引き返せないところまで進んでしまいます。

★耐性が形成される／使用を増やさなくては同じ効果が得られないようになる。
★理由や言いわけを探すようになる／ストレスや自分の問題に対処するために使用していると理由や言いわけをするが、それは逃避や、精神的な寄りかかりでしかない。
★離脱症状が出るようになる／過度な使用のあと、二日酔いのような症状やうつや不安が起こる。気分をよくするために、急いでまた使用するようになる。
★使用中のことを忘れるようになる／その最中に何が起きたか、自分がなにをしたかを忘れるようになる。
★罪の意識をもつようになる／もうコントロールがきかなくなったことを自覚し、少しの間やめようとするが、さらに衝動的な使用に走ってしまう。罪の意識や無力感を持つようになる。
★家族や友だちを避けるようになる／自分をもっとも大切に思ってくれる人たちから離れ、同じ依存症の仲間といっしょに時間を過ごそうとする

ようになる。
- ★ウソをつくようになる／どれだけ使用しているかについて、ウソをつくようになる
- ★日常生活に支障をきたすようになる／人間関係、仕事、学校生活などが困難になってくる。経済的な問題が起こることもある。
- ★約束をやぶるようになる／心配してくれる家族や友だちに、もう使用しないと約束するが、すぐに、また依存してしまう。
- ★重大な危機が訪れる／人生がめちゃくちゃになり、人間関係が保たれなくなる。仕事を失ったり、健康を害したり、経済破綻(はたん)したり、法律違反を犯すようになることもある。

◆ゲーム依存の兆候

以下は、ゲーム依存の特徴です。依存症の兆候と非常によく似ていることを知ってください。

- ★夢中になる／ゲームをしていないときでも、ゲームのことばかり考えている。すると勉強や仕事に注意がいかなくなり、人間関係も損なわれる。
- ★逃避する／ゲームを楽しむより、現実の問題やストレスから逃れるためにゲームをするようになる。
- ★耐性ができる／同じ高揚感を得るために、より長時間プレイしなくてはならなくなる。
- ★離脱症状が出る／ゲームができなくなると、不安になったり、イラついたり、落ちつかなくなる。
- ★コントロールできなくなる／自分でゲームする時間を減らしたり、使用法を変えようとしても、コントロールできなくなる。
- ★最小化する（ウソをつく）／家族や友だちに対して、うそをつき、ゲーム依存が自分の生活に及ぼす影響を最小化して伝える。
- ★社交、学校、職場への多大な影響がでる／人間関係、成績、仕事がどう

なってもかまわず、ゲームを続けようとする。ゲーム依存を保つために、時としてお金の問題を起こしたり、犯罪を起こしたりすることもある。こうしたひどい結果を招いても、それでもやめようとしない。

◆ゲーム依存をつくる環境

『サイエンス・デイリー』という雑誌によれば、ゲーム依存症の若者は、そうでない若者より、下記のような行動をしたり、兆候を見せることが多いといいます。

★ゲーム機器が自分の部屋にある。
★成績が悪い。
★ゲームに「依存している」と感じている。
★平均より健康上の問題が多い。
★ゲームを続けるために盗みをする。（MaBride,H., 2012）

LINEから離れられない10代・スマホで育児する母親

日本では、2011年6月以降サービスが開始された無料通信アプリ「LINE（ライン）」の利用者が急激に増えました。スマートフォンやiPod touch（アイポッドタッチ）で自宅の無線LANに接続して使います。

LINEの特徴は、やりとりが教室や部活動や友だちグループなどの、リアルな人間関係に直結していることです。仲よし数人でグループをつくってやりとりしたり、文化祭やクラブ活動の連絡や相談、試験勉強中に励まし合ったりもします。

中高生や若者は、リアルな友だち関係持続のために、のめりこんでいく傾向があります。話題についていけなくなったり、仲間はずれや遊びや活動に誘われなくなる心配から離れられなくなったりするのです。また、親も心配してスマホを買い与える場合もあります。

いくつものグループに入っていて、誰かの発言があれば読んで、すぐに

返信します。読んだか読まないかがわかるので、「既読無視」をすると仲間はずれになるかもしれないという脅迫性があります。近況報告を読んだら、「いいね」のスタンプをおしたり、コメントを残します。

　学校帰りの電車、夕食後、入浴前、寝る前など、こまめにチェックしなければならなくなり、夜中まで熱中して、睡眠不足になることもめずらしくありません。

　また、スマホなどの携帯端末機の普及で、ネットゲームも手軽にできるようになりました。テレビ画面がなくても、どこでもゲームができるようになったので、親が気づかないうちにあっというまにゲーム依存がすすむという危険な状況がでてきています。また、ゲーム機からネットにつなぐことができるようになったために、パソコンを使わなくても、ゲームの合間にネットサーフィンも可能です。出前をとることもでき、部屋からでなくてすむようなツールが整っているのです。

　また、スマートフォンの普及は子育てにも影響を与えています。幼い子をあやしたり、しつけをするためのアプリの種類が急激に増えました。「あやす」「しつけ」「遊び」「知育」など、様々な目的と種類のアプリがあります。

　1歳以下の子どもでも、さわって画面が変わるので夢中になります。電車の中で、小さな子どもにスマホを持たせている親をたびたび見かけるようになりました。赤ちゃんをあやす音や震動が出たりするので、子どもが静かになるからついもたせてしまうのです。子どもが言うことを聞かないと、こわい鬼が電話にでて親の代わりに怒ってくれるという、しつけのアプリもあります。

　日本小児科医師会は「子どもの発達に影響する可能性がある」として、「スマホに子守りをさせないで！」というポスターをつくり、親への啓発活動に取り組んでいるなど、子どもの発達への影響を心配する声があがっています。

＊参考：「朝日新聞（2013.11.19/12.24）」「東京新聞（2013.10.31/11.5/12.26, 2014.1.22）」「新婦人しんぶん（2013.10.24）」

◆ネット依存から起こる５つの問題

　ネット依存から起こる問題は人によってちがいますが、ネット依存の若者に多かれ少なかれ見られる問題を、５つに分けてまとめました。

１．家族の問題／ネットの使用時間が増えれば増えるほど、子どもは家族や、家族と過ごす時間を避けようとします。ネットをとり上げたり、使用時間を制限しようとしたりすると、家族にひどいことを言ったり、暴力をふるったりして、家族関係が悪くなり、摩擦も起こります。

２．社交の問題／家族や友だちと過ごす時間が減ります。現実の人間関係より、ネット上のつき合いや、オンラインで作った「友だち」を重視するようになります。うつ、不安、孤立感が生じることがよくあります。

３．感情面の問題／ネットを過剰に使用する若者には、うつや社交不安や孤立感や激しい怒りといった問題が見られます。卵と鶏のたとえではありませんが、ネット依存がこうした問題を引き起こすのか、こうした問題があるからネット依存になるのかはわかりません。しかし、いずれにしても相関関係があることはわかっています。ネットに依存していることを恥じたり、困ったと思ったりする気持ちもよく見られます。

４．健康面の問題／ネットを長時間使うようになると、不潔になったり、睡眠障害や運動不足が起きます。食生活も乱れます。ゲームやネットを長時間使うことが、肥満にもつながります。

５．経済的問題／端末や、新しいゲームや、オンラインゲームの月額料金など、大きなお金がかかるようになります。仕事をしている若者の場合、仕事がおろそかになったり解雇されたりして、経済的に困ることになる場合もあります。

◆どんな人がネット依存になるのだろう

　だれでもネット依存になる可能性はありますが、男性で社交べたな人といったように、共通した特徴が見られることがあります。社交が苦手なのは、ネットをしすぎてそうなったのか、そもそも社交的でなかったのかははっきりしませんが、実世界の人間とうまい関係を築けない人が多いのです。彼らは、人に面と向かって話をするのが苦手であったりします。

　ネット依存の人は、不安を持ちやすい傾向があり、リスクの少ないバーチャルな世界を好みます。バーチャルな世界では、どこのだれかもわからない友だちと、どんな話をするのか、前もって編集することができます。

　ネット依存になると、ますます、グループやスポーツチームに入ったり、課外活動をしたりすることが少なくなります。むりやり活動に参加させても、すぐにやめてしまいます。

　現実の世界に友だちをつくる代わりに、ネット上の友だちをつくることも多いのですが、本当の自分ではないようにふるまうことがよくあります。それは、自分に自信がもてない不安や、相手に認めてもらえないかもしれないという恐れが軽減するからです。

　問題なのは、こうしたバーチャル世界があまりにも居心地がよいため、それがその人の世界の全てになってしまうことです。ネットにはまればはまるほど、偽りの安心感と連帯感が生まれます。

　ネット依存に見られる共通した特徴はほかにもあります。

　比較的年齢が高いこと、自尊感情が低いこと、人生に満足していないことなどがあげられます（Ko, 2005）。また、ゲーム依存の子どもは、教育水準の低い家庭に多く、ネガティブな気持ちに対処するためにゲームにはまります（Wolfling, 2008）。さらに、時間の使い方がへたで、困難を避けようとしてゲームに依存することもあります（Wood, 2008）。

　このほかにも、見過ごせない心の問題がいろいろ関係していることもあります。たとえば、ゲームから抜けられなくなる原因には、ゲームに対す

る好奇心、ロールプレイに参加していたいという気持ち、ほかのチームメンバーへの義理、ネット世界に所属しているという安心感、ゲームの報酬、などもあります（Hsu, 2009）。

　臨床心理学者でネット依存の研究者のブレント・コンラッド博士は、2012年にゲーム依存症に陥りやすい要因を次のようにまとめています。

★男性である。
★攻撃性が高い傾向があり、神経質である。
★自分の知性を高く評価しているが、社交性はあまりないと思っている。
★ネットゲームで、ロールプレイをするのが好きである。
★衝動的で、自分の感情をうまくコントロールできない。
★自由な時間がたっぷりあるが、勉強や遊び以外の活動をしていない。

◆ゲーム依存の症状

　衝動的なネット使用は、少なくとも下記の4つの面で、子どもの生活に影響を与えます。こうした症状の多くはネット依存症の症状と重なるものです。

1．行動に見られる症状

★成績が下がる。
★宿題や勉強をする時間が短くなる。
★遅くまでネットをしていて、寝不足になる。
★ちゃんと食事をしなくなる。スナック菓子などを食べるようになる。
★自分の果たすべき責任を無視するようになる。
★ネット使用を制限しようとする親や保護者に反抗する。
★ネット関連のことに多額の金を使う。
★ネットを使っている時間が非常に長い。
★つねにネットを使う言いわけを考えたり、ネットを使う機会をうかがっ

ている。
★何時間も休みなくネットを使い続ける。
★ネットのゲームについて、オンラインでチャットしている。
★いろいろな問題が起きても、ネットをやめることができない。
★ネットを使いすぎてしかられることがわかっているのに、あえてやめようとしない。

2．心理面に見られる症状

★ネットを使っているときに幸福感を感じる。
★ネットが使えないと、落ちこんだり不安になったりする。
★ネットを制限・禁止されると、腹を立てたりいらついたりする。
★成績や学校の活動に興味を示さなくなる。
★以前は楽しんでいた活動をしなくなる。
★家族や友だちから気持ちが離れてしまったことについて罪悪感を感じる。
★ネットの環境がないところでは、必死にネットを求める。
★数日間であっても、ネットから離れることができない。
★ネット依存を正当化しようとする。
★ネット依存を、問題視しない。
★長時間ネット使用していても、数分しかたっていないように感じる、時間の感覚の狂いが見られる。
★ネットをする時間を十分にとることに精力を傾ける。

3．人間関係に見られる症状

★家族や友だちと過ごす時間が少なくなる。
★社交的な場所や、友だちをさけ、ゲームを選ぶ。
★ネットに費やした時間についてウソをつく。
★オンラインの仮想の友だちと長時間を過ごすようになる。
★ネット依存について、家族や友だちともめる。
★ネット依存を人のせいにする。

★家族や友だちに対して怒りっぽくなる。
★ネット依存の問題を認めようとしない。
★ネットの時間を減らすという約束を守らない。

4．身体に見られる症状

★頭痛。
★手根管症候群(しゅこんかん)（過度の使用により手首にある手根管を通る神経が圧迫を受け、しびれや痛み、運動障害を起こす）。
★姿勢が悪くなる。
★ちゃんと食事をしなくなる。
★肥満。
★指や首や背中の痛み。
★目が乾いたり、赤くなる。
★不潔になる。
★睡眠不足や、眠れなくなる。

◆なぜゲームにはまるのか

　最初は軽い遊びのつもりで始めても、いつのまにか本格的な依存症になっていることが、子どもにはよくあります。依存症になりやすい性格の子どももいますが、子どものゲーム依存には、きっかけがあることも多いのです。ある問題からの回避や逃避が原因になることがよくあります。
　もちろんゲームそのものにも、子どもを依存させてしまう要因があるのですが、責任を回避しようとしたり、自分の気持ちを認めたくなくて、ネットやゲームにはまることも多いのです。

　ゲームの解説書を読んでみると、子どもがゲームにはまるのには、4つの要素があることがわかります。ゲーム会社は、子どもの心理に働きかけるようにゲームをつくっているからです。

1つ目は、ゲームは子どもにパワーを与えるということです。限られた自主性しか与えられていない子どもや若者は、大人に命じられることが多く、どんな友だちとつきあうかも、親が決めようとすることがあります。でも、ゲームの世界では、自分の力でサッカーゲームのスコアを上げたり、より強い武器や力、財宝を手に入れたりすることができるのです。
　2つ目は、高揚感です。コントローラーを手に、敵をやっつけようとしたり、自己ベストタイムを出そうとしたりすると、アドレナリンが放出されます。FPS（ファーストパーソン・シューティングゲーム＝一人称視点のシューティングゲーム）は架空の戦場が舞台で、実在する銃や武器を使い、敵チームと戦います。
　3つ目は、レベルに従って遊べるということです。だれでもはじめは成功できるようにゲームはデザインされていて、スキルが向上するにつれて難度が上がるように計算されています。次のレベルへ上がろうとする欲求は強烈です。ゲームの達成感が子どもを虜にします。
　4つ目は、MMORPG（マッシブ・マルチプレーヤー・オンライン・ロールプレイングゲーム＝大規模多人数同時参加型オンラインRPG）です。このゲームには終わりがなく、ゲームの中でももっとも中毒性が高いといわれています。ほかのプレーヤーへの義理の気持ちが強くなり、ゲームから抜けられなくなります。WOW（ワールド・オブ・ウォークラフト）やエバークェストというゲームでは、さまざまなタイプのキャラクターが報酬を得るために、特定のタスク（仕事・作業）を行います。報酬を得たり特定の目的に到達するには何時間もかかり、ほかのチームメンバーをがっかりさせないように、がんばろうという気持ちになります。プレーヤーが休んだり、シークエンス（連続作業）の途中でプレイをやめたりすると、ほかのプレーヤーから誹謗中傷されることもあります。シークエンスにかかる時間にかかわりなく、最後までしっかり参加することが期待されるのです。
　こうしたゲームは、意図的に依存症になるように作られているわけではないかもしれませんが、依存症になりやすいことは周知の事実です。はま

りやすく、プレーする時間がどんどん長くなっていくように作られています。2012年の「なぜゲームにはまるのか？」という記事の中で、その理由が５つ述べられています。

1．高い得点を得たい／あなたが、「グランドセフトオート」の最新版をプレーしたことのある人でも、「パックマン」以来ゲームなんてしてないという人であっても、ゲームで高得点を取りたいということが、ゲームにはまるもっともわかりやすい要因であることはわかるでしょう。たとえそれが自分の得点であっても、それより高得点を出そうとやっきになって、何時間もゲームをし続けてしまうのです。

2．ゲームで勝利したい／このことは、オンラインのロールプレイゲーム以外のほとんどのゲームに当てはまります。プレーヤーがレベルアップしたり、次へ進む隠された鍵を見つけたりすることで、勝利したいという気持ちはますますかきたてられます。

3．ロールプレイがしたい／ロールプレイゲームは、ただプレイするだけでなく、自分でキャラクターを作りだして、自分で選んだ冒険をさせることもできます。すると、キャラクターに感情移入し、さらにやめられなくなるのです。

4．発見したい／なにかを探索したり発見したりという戦術が、ほとんどのロールプレイゲームに使われています。「ワールド・オブ・ウォークラフト」は、人気のあるネットゲームのひとつですが、想像世界の探求がゲームの主要部分を占めています。たとえそれが実在しない場所であっても、なにかを発見する興奮は、大きく抗しがたいものです。

5．人間関係を作りたい／ネットゲームでは、ほかのプレーヤーと人間関係を築くことができます。子どもが、自分を一番受け入れてくれるのは

オンラインのコミュニティだと感じると、ますますやめられなくなり、何度も何度もくりかえしてプレイするようになります。

◆内面の問題とゲーム依存

　子どもや若者のなにかを求める気持ちが、ゲームのあり方と合致すると、依存する傾向が出てきます。先にも述べたように、とくにネット依存に陥りやすい子どもは、飽きやすく、人づきあいがへたで（のけ者にされたり、いじめられたりしている場合もあります）、刺激を求めるタイプです。

　ゲームなどのテクノロジーは、こうした心の空白を埋めて、ほかでは得られない満足感を与えます。さらに、「MMORPG」のような多人数でプレイするネットゲームは終わりがなく、チームが一体となって特定のタスクを成しとげるために、ほかのメンバーを信頼し、そのために努力しなくてはなりません。このようにして、ネットゲームの心理的、行動的依存が作られていくのです。この罠にはまる若者はとても多く、世界中で、とくに高校生や大学生にとって大きな問題になっています。

もっとも中毒性の高いゲームの例

　「テトリス」（Tetris®）、「ソリティア」、「スーパーマリオブラザース」のような一般的なゲームでも、十分に子どもをとりこにします。「スーパーマリオブラザース」のお姫様救助は、「WOW（ワールド・オブ・ウォークラフト）」というネットゲームに比べると、なんともおとなしいものです。WOWの高い中毒性は、麻薬に例えられるほどで、現在このゲームに登録しているプレーヤーは世界中で1000万人もいるといわれています。

　1999年リリースの「エバークェスト」（EverQuest®）は、WOWのお祖父さんのような存在でしょう。当時、エバークェストをもじって、ネバーレスト（休まることのない）と言われていたのも、勝利することのできないゲームだったからです。最高レベルに達するためには、何百時間もプレイしなくてはなりません。キャラクターのだれかが最高レベルに達する

と、ゲームが変化していきます。多数のプレーヤーが、さまざまな役割と武器を使ってキャラクターを演じます。終わりがなく、変わり続けるゲームなのです。

　Xボックス360コンソールのネットゲーム「ハロー3」は、バンジースタジオの開発した「FPS（一人称の視点でゲーム中を移動して戦うアクションゲーム）」で、中毒性が高いことから「ハロディクション（ハロ中毒）」の異名をとっています。

　こうしたゲームはほかにもたくさんあります。多くの子どもたちが、携帯電話やPDA（個人用の携帯情報端末）で遊べる単純な「テトリス」（Tetris®）や「ソリティア」のようなものから、「WOW（ワールド・オブ・ウォークラフト）」のような「MMORPG」にいたるまで、依存症になっているのです。こうしたゲームに依存している子どもは、アメリカではだいたい10人に1人、すなわち10％にも上ります。

　子どもや若者の中には、こうしたゲームやネットを楽しみながら、生活の中でなすべきこととうまくバランスをとっていっている子もたくさんいます。先に述べたように、ネット依存に陥る子どもの特徴を大人がしっかり観察し、必要に応じて適切な介入をすることが望ましいのです（第6章で介入の仕方について述べます）。

1．テトリス（Tetris®）
2．マリオカート64
3．スーパーマリオブラザーズ
4．ワールド・オブ・ウォークラフト
5．ゴールデンアイ007
6．スーパースマッシュブラザーズ
7．スーパーマリオブラザーズ3
8．グランドセフトオートⅢ
9．ゼルダの伝説・時のオカリナ
10．スーパーマリオカート

（www.ranker.comというサイトが2013年1月1397人に対して行った「これまでで最も中毒性の高かったゲーム」調査の結果）

ゲーム製造会社による改善

　多くの子どもや若者がゲームにとりつかれ、健康を害したり、危険な状態に陥ったりすることがあるという最近のニュースに応えて、一部のゲーム製造会社は、ゲームのデザインを変える試みを始めました。ブリザード・エンターテイメント社の最新版の「ワールド・オブ・ウォークラフト」がその例です。最新バージョンでは、プレーヤーが依存症にならないような工夫がされています。ほかの会社も同じような試みを始めることを願っています。

　「ギターヒーロー」や「Wii Fit（ウィーフィット）」などのように、より社交的でアクティブなゲームの開発もこの業界の新しいトレンドです。

ゲーム依存症から抜けだす

　ゲリー・ハランという人は、ネットゲーム「ワールド・オブ・ウォークラフト」にはまっていましたが、やめることができました。彼は、オンラインの友だちの中にも、「ゲームから抜けたいけど、そんな気持ちをだれに話してよいかわからない」と思っている人たちがいるのを知っていました。

　そこでゲリーは、WoWdetox.comという、ネットゲームをやめたがっている人のためのサイトを立ち上げました。すると、数か月間に2万件もの書きこみがありました（その後、ゲリーはこのサイトを売りました）。

　Wowaholics.comも同じように、ゲーム依存のせいで、離婚をしたり、家や仕事を失ったり、体重が大きく変化したり、大学を中退したりした人が、自分の気持ちを書きこむサイトです。最近のものをいくつか紹介しましょう。

○このゲームは、ぼくの周りのたくさんの人の人生をだいなしにした。親友もゲームのせいで、自分を見失ってしまった。将来を有望視された大学の友人もゲーム依存で大学をやめ、もう3年も生活保護を受けながら、ただゲームだけをしている。まるで薬物依存症者のように……。

○オンラインの友だちにぼくのアカウントをゆずって、メールアドレスとパスワードを変えるように頼んだ。そしてPCからゲームをアンインストールした。今ではもうゲームをしようと思わないし、憎んでいるくらいだ。この気持ちがずっと続くことを願っているよ。

○このゲームは、世界中で家庭を破壊しはじめたわ。夫は空想の戦争にすっかり取りつかれ、時間とお金を費やし、次第に家庭を壊していくのよ。

○ぼくが「ワールド・オブ・ウォークラフト」をするようになって5年になる。今ではレイディング・ギルドのGMになった。でもゲームのせいで家庭生活がうまくいかなくなった。なんとかして、ゲームをやめずに、家族とも時間を過ごせるようになりたいと思うけど、どうバランスを取っていいのかわからない。もう妻をがっかりさせてばかりいるのは、いやなんだけど。

　ここに紹介した書きこみは、最悪のケースばかりかもしれません。多分多くの人は、ここまで自分や周囲を傷つけることはないでしょう。けれど、こんな状態になって取り返しがつかなくならないためには、親や周りの大人が早めに気づいて指導していくことが大切です。
　14歳のある少年が、私にこう言いました。

「親はぼくのことを愛しているかもしれないけど、一度もぼくのネット依存をやめさせようとしたり、手助けしようとしたことはないよ」

　子どもに1日に何時間ネットやゲームをさせるか、親が制限するべきだと専門家は言います。10代になると親の言うことをきかないかもしれませんが、それでも、家にこうしたルールがあるということによって、少なくとも、親が子どもになにを期待しているかは伝えられるでしょう。
　どんなものにも依存することはありますが、なんでもほどほどにして

おくのがよいのです（"Stories," 2012）。大人が介入してよい指導をするのは、子どもをネット依存から救うもっともよい方法なのです。

　あなたの子どもが、どの程度ネットに依存しているか、ネット依存研究の第一人者であるキンバリー・ヤング博士の許可を得て、「ネット依存度テスト」（IAT）を巻頭に載せましたのでご利用ください。

第4章

家庭でできる予防法

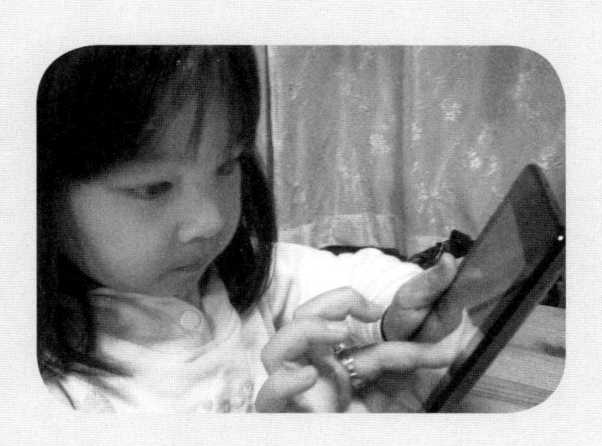

子どもにとって、一番はじめに出会うもっとも大切な学びの場は家庭です。家庭では、親が子どもを守り、子どもが独り立ちできるまで見守っていきます。この章では、「ネット依存の予防は家庭から始まる」ということをお話しします。子どもや家族をネット依存から守る方法はたくさんあり、その多くは常識的なものです。
　ネット依存の全ての行動を予防するのは不可能ですが、子どもたちが主に時間を過ごす2つの場所、家庭と学校で積極的に指導すれば、落とし穴を埋めることができます（第5章で学校の役割について説明します）。
　子どもにネットの正しい使い方を積極的に言葉で教え、お手本を示すことが、大人である私たちの義務なのです。

◆制限を設けましょう

　ある病院の最近の調査によれば、子どもの10人に7人が自室にテレビを持ち、3人に1人がネットのつながったパソコンを部屋に持っているといいます。しかし、食事中はテレビを観るのを禁じたり、ネットを使う時間に制限を設けている家庭では、子どもがこうしたものを使う時間が少なくなっています。この調査を指揮したカイザー病院副院長のヴィクトリア・ライドアウトは、「親が子どもの行動をコントロールするのはますますむずかしくなってきていますが、不可能ではありません。親はあきらめることはありません。ルールを作れば、必ず何かが変わります」（"Negative Effects," 2010）と言っています。親の役割が欠かせないのです。
　子どもがネットやゲームと健全な関係を保ちながら育つことを目標にしましょう。ネットやゲームを全面禁止するのは現実的なことではありません。その代わりに、「いつ」「どこで」「なにを」「どのように」使うかを、効果的にコントロールすることが鍵になります。

　たしかに子どもや若者は、私たち大人よりもテクノロジーをすばやく学ぶことができます。私もよく若い人に教えを請うことがあります。しかし、

どれほど子どもがネットに長けていても、大人の決めたルールや指導が必要なのです。なぜなら大人には子どもにない人生経験があるからです。人生経験の少ない子どもは、大きなまちがいをおかしやすいのです。

現代の子どもたちは、テクノロジーという自分たちだけの特別なサブカルチャーの中に生きています。スタンフォード大学のコミュニケーション名誉教授のドナルド・F・ロバーツは、「子どもがなにをしているか、親というものはわかっているつもりでも、わかっていないものだ。皮肉にも、現代では大人の作り上げた世界によって、子どもはさらにいっそう大人から遠ざけられてしまった」と述べています。("Negative Effects," 2010)

どうすればこのジェネレーションギャップを埋めることができるでしょう？　その鍵のひとつは、大人がきちんと前向きに子どものネットの世界に入ってみるということです。そうすれば子どもは、思ったより親に心を開くものです。大人が前向きに関わり、子どもが納得できる制限を設けることで、子ども自身も安心するのです。私たちは、大人として勇気をもって、今日のテクノロジーを学び、責任のある指導をしていくべきなのです！

◆親にできる４つのこと

子どもとの世代間ギャップを埋めるためには、大人は多少無理をしなくてはなりません。子どもたちの世界を理解するために、その世界を実際に体験してみましょう。あるカウンセラーとゲーム依存症の子どもとの間にかわされた会話のよい例があります。(Rated E for Everyone:Keeping Up with Our Patients' Video Game Playing by Nicole Franklin, M.D. and Jeffrey Hunt M.D., 2012)

カウンセラー「きみはどんなゲームをしているの？」
子ども「ポケモンのゲームだけど、知らないでしょ？」
カウンセラー「ポケモン・パール？　それともポケモン・ブラック？」
子ども「え、ポケモン、知ってるの？」

これがきっかけとなって、カウンセラーと子どもは、どちらのゲームがすぐれているかを話しあい、二人の間にはじめて会話が成り立ちました。
　すると、子どもが「17歳以上」の規定（レーティング）があるゲームもやっているのがわかりました。カウンセラーがゲームについて知らなければ会話のきっかけがつかめず、そこまでわからなかったでしょう。
　この例のように、大人がゲームやネットの世界を多少なりとも知ることで、子どもへの理解が深まり、会話のきっかけがつかめます。子どものネット依存が心配ならば、自分も実際にネット世界を体験して、子どもの知識に追いつくことも大切です。

1．ネットについて知りましょう

　インターネットはダイナミックに変わりつづけている世界です。子どもに影響をあたえると思われる事柄については、親も知っておいたほうがいいでしょう。知ることで、ネットの利点と危険がわかります。
　あなたがひとりでがんばらなくても、専門家やほかの親に相談して情報を手に入れるのもよい方法でしょう。刻一刻と変化するネットの世界に遅れをとらないためには、大人は協力しあわなくてはなりません。

2．ネットを実際に使ってみましょう

　親がネットの世界を知っているほど、子どもと話が通じるでしょう。ネットでしていいことと悪いことも伝えられますし、子どもも判断がつくようになります。ネットはどうも苦手という人も、ゲーム、YouTube（動画）、SNS、ブログを実際に使ってみることで、ネットの良さを知り、子どもとの共通項もできます。また、子どもが友だちと、どんなことをネットを通じて行っているのかもわかるようになります。
　最近では、大人もSNSやゲームをする人が増えて、世代間ギャップが埋まってきました。このようにネットを使う親が増えれば、子どもをじょうずに指導できるようになります。

2011年の調査によれば、大人のネットユーザーの65％が Facebook（フェイスブック）などのSNSを使っています。2010年には61％、さらに遡(さかのぼ)って2008年には29％、2005年には8％（これは大人全体の5％にあたります）しかいなかったことを見ると、大きな上昇と言えるでしょう。(Madden, M. and Zickuhr,K. 2011)

　また、アメリカの大人（18歳以上）の53％がゲームをすると言い、さらに、大人の21％が毎日か、ほとんど毎日ゲームをしていると言います。10代の子どもでは、それよりずっと多い97％がゲームをしています。(Lenhart, J. et al., 2008)

3．子どもの話に耳を傾けましょう

　子どもに教えたり、指示したり、制限を設けたりすることも大切ですが、子どもとよいコミュニケーションをとるためには、一方通行の話ではなく、双方が話をすることが大切です。なにか問題が起きたときでも、子どもが大人に心を開いて話せるような安心できる環境を作りましょう。大人は子どもが話しやすいように子どもの話を聞き、子どもがちゃんと聞いてくれるような話し方をしましょう。

　フロリダ大学のロバート・マイリック博士は、若者と話すときのコミュニケーション方法を、相手が話したくなる話し方と、そうでない話し方に分けています。よい結果を得るためには、相手が話したくなる話し方をし、そうでない話し方はあまりしないようにするべきだと博士は勧めています。

相手が話したくなる話し方

☆感情に焦点をあてて反応する／相手の気持ちについて反応します。
　　例「そのことでとても興奮しているんだね」
☆相手の言ったことを要約したり、明確化して答える／
　　例「暴力的なゲームをしても、自分には別に影響ないと思うんだね？」
　　　「ネットをしながら宿題をしても、ちゃんとよい成績が取れると思っているんだね？」

☆こちらから質問をする／なに、どこ、いつ、どうして、といった言葉で始まる質問をすれば、くわしい具体的な返事が得られます。
例「いつごろから、ネットから離れられなくなったの？」
　「どうしてネットが好きなの？」

相手が話したくならない話し方

★命令・助言する／
例「～しなさい」「～すべきだと、わたしは言ってるのよ」
★分析したり解釈したりする／
例「だから、こんなことになるのよ」
　「ネットのせいで、頭がおかしくなっているぞ」
★意味のない保証や支援／
例「きっとだいじょうぶよ。やめられるわよ」
　「いっしょに闘おう！」

　意識的に相手を受け入れるような聞き方や応え方をすれば、子どもを脅すことなく、いろいろなテーマについてオープンで率直な話し合いができるでしょう。ネットの安全な使い方、ゲームの年齢制限（レーティング）、ネットいじめ、ウェブサーフィン、セクスティング（SextingとはSEXとtextingの混成語で、性的なメッセージや写真等をネット上で送る行為）など、話しにくい分野でも、きちんと話しあうことが大切です。よいコミュニケーション方法と信頼関係があれば、共通の理解を得られるようになるでしょう。日頃からオープンに話し合うことが大切です。

4．子どもにしっかり伝えましょう

　親が子どもにどうしてほしいのか、言葉で伝えなくては実際のところ子どもにはわからないのです。ルールを決めるのは、子どもの安全と幸福のためであることを説明しましょう。これは単純なことに思えますが、現実にはなかなかうまくいきません。なぜそんなルールを決めるのか、具体的

な理由もしっかり述べましょう。

　たとえば、ネットいじめ（60P）やセクスティング（63P）の及ぼす道徳上の問題や法的な問題について話しましょう。

　最近問題になっている「社会的感染」（ソーシャル・コンテイジョン＝SNSやツイッターを使った個人排斥、66P）は、メッセージの送り手が意図せずに受け手を傷つけてしまいます。受け手にも感情があるということを強調しましょう。

　問題が起こる前にしっかりと説明しておくことが大切です（次の章を参考に）。ネットでやってはいけないことは、「安全や道徳に反する行為や、規則や法律に違反する行為、自分や他者を傷つける行為」です。この基本的な規則を徹底させ、折に触れてくり返しましょう。

　次ページのように、子どもと「約束」や「契約」を交わすのもよい方法です。サンプルを載せました。幼児向け、小学生向け、中高生以上と分けましたが、お子さんの様子をみてどれを選んでもよいでしょう。年齢を追って、くり返し更新していくのがよいと思います。

　中高生用のものは、免許をとって運転を始めるときにも使えます。

　親子間で契約という形がなじまないのではないか、と心配しないでください。契約という形にすることで、よりルールや親の期待がはっきりし、子どもの自覚も促すでしょう。

ネットやゲームのやくそく

（幼児向け）

　ネット、ゲーム、けいたいでんわ、タブレット、DS、テレビ、パソコンをつかうときには、つぎのことをやくそくします。
（よんで、1つずつサインしましょう）

（↓サイン）

_____　ネットは、1にち、_____じかんまでしかつかいません。
（アメリカ小児科学会では、宿題で使う以外は1日に2時間以内にとどめることを提唱しています）

_____　ネットをつかわないあそびや、おてつだい、スポーツを、まいにちなにかします。

_____　ネットをするときは、おとなが「だめ」といったことはしません。

_____　ネットをするときも、らんぼうなことばや、わるいことばはつかいません。あいてを、いやなきもちにさせるようなことは、ネットでもしません。

_____　ネットで、じぶんやともだち、かぞくのしゃしんや、動画（どうが）をかってにおくったりしません。

_____　ウソや、ともだちのわるくちをかきません。ネットでいじめはしません。

_____　ネットで、じぶんではない、だれかのふりはしません。

_____　ネットでべんきょうするときは、おとなといっしょにやります。

_____　こわいことがあったり、しらないひとから　なにかいわれたりしたら、すぐにおとなにいいます。

_____　ネットでかってにかいものをしません。

_____　ネットでかってにゲームをしません。

_____　パスワードは、おとうさん、おかあさんにしかおしえません。

_____　ネットで、じぶんのなまえや、たんじょうび、じゅうしょ、でんわばんごうはしらせません。

_____　ネットで、しらないひとと、やりとりしません。

_____　ネットは、よる_____じに、かならず　けします。

　_____ねん　_____がつ　_____日

（子どものサイン）_____

（親のサイン）_____

小学生向け

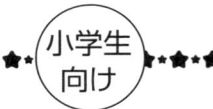

ネットを安全に正しく使うためのやくそく

　ネット、ゲーム、携帯電話、タブレット、DS、テレビ、パソコンの使い方について、次のことをやくそくします。
（1つずつ親と読んで、あなたの名前をサインしましょう）
（サイン↓）

_____　　　毎日、ネットは合計_____時間までしか使いません。
（アメリカ小児科学会では、宿題に必要な以外は1日に2時間以内にとどめることを提唱しています）

_____　　ネット以外に、スポーツや友だちとのあそび、家のてつだいなど、体をうごかす活動（かつどう）を、毎日なにかします。

_____　　ネットをするときは、安全を第一に考えます。

_____　　ネットをするときも、ふだんと同じように、相手やほかの人を傷（きず）つけないようにします。人に面とむかって言えないようなことは、ネットでも言いません。

_____　　ネットで、いじわるな写真や動画（どうが）を送ったり、ウワサをひろめたりしません。ほかの人になりすましたりもしません。ネットいじめやネットのいやがらせは、ゆるされない行為（こうい）です。

_____　　勉強にネットを使うときは、カンニングや盗用（とうよう）をしません。

_____　　ネットでこわいことや、いやなこと、性的（せいてき）なやりとりなどが起こったら、すぐに親に知らせます。

_____ ネットでかってに買い物はしません。

_____ ネットやテレビで、なにかを見たり、ゲームをプレイしたり、情報(じょうほう)を送ったりするときは、よく考えてから行動します。わからないときは、親に聞きます。

_____ ネット上のことすべてが本当のことではないと、理解(りかい)しています。

_____ 親以外の人には、パスワードを教えません。

_____ 親の許可(きょか)なしに、ネットで、自分の個人情報(こじんじょうほう)（名前、誕生日、住所、電話番号、写真など）を公開しません。

_____ 親の許可(きょか)なしに、ネットで、知らない人とコミュニケーションしません。

_____ 親の許可(きょか)なしに、ネットで知りあった人と会いません。

_____ すべてのネットを夜_____時に消して、決めた場所へしまいます。

_____年_____月_____日

(子どものサイン) _____

(親のサイン) _____

（中高生以上）

契約書 ——ネットを安全に正しく使うために

ネット、ゲーム、携帯電話、タブレット、DS、テレビ、パソコンの使い方について、下記のことを約束します。
（1つずつ親と読んで、あなたのイニシャルをサインしましょう）
（サイン↓）

_____　毎日、ネットは合計_____時間までしか使いません。
（アメリカ小児科学会では、宿題に必要な以外は1日に2時間以内にとどめることを提唱しています）

_____　ネット使用と、ネット以外の活動をバランスよく行います。

_____　毎日自分の責任をはたし、家族や友だちとのよい関係を保つための時間を作ります。

_____　ネット上で不適切なものを見たり、聞いたり、プレイしたりしません。疑問に思ったときは親に相談します。

_____　ネットは責任をもって使い、人を傷つけるような行為はしません。

_____　人を傷つけたり、いじめたりするために、写真や動画を送ったり、ウワサを広めたり、ほかの人になりすましたりすることは、けっしてしません。

_____　ネットを勉強に使うときは、カンニングや盗用などはしません。

_____ 午後_____時になったらネットを消して、安全な場所にしまいます。

_____ ネットで危険だと思うことがあれば、すぐに大人に相談します。

_____ ネット上で作った友だちは、すべて親に紹介します。オンラインの友だちを親に秘密にしません。

_____ パスワードは人に教えません。

_____ SNSではプライバシーセッティングを用います。

_____ 知らない人に自分の個人情報を教えません。

_____ 性的な写真を載せたり送ったりして、自分やほかの人を危険にさらすことはしません。

_____ 親や先生や大学、将来の雇い主に見られたら困るような内容を、自分のプロフィールとして載せることはしません。

_____年_____月_____日

（子どもの署名）_____

（親の署名）_____

◆ネットの危険について教えましょう

　私たち大人は、子どもたちを誘拐から守るために、「知らない人についていかないように」など、安全のためのルールを教えます。
　現代社会では、ネットについて子どもたちに教えなくてはならないことがたくさんあります。次の話は実際に最近起きたことですが、また必ずくり返される例だと思います。子どもたちと率直に話し合い、身を守る訓練をすれば、こうした落とし穴を避けたり、落とし穴に出くわしたときにも正しい判断ができるようになるでしょう。

キャットフィッシング（なりすまし）

　アメリカの大学フットボールで最優秀選手の強力候補者だったマンティ・テオは、ネットで知り合ったレナイ・ケクアという女性と深い恋愛関係になりました。ところが、この女性は実在の人間ではなく、だれかのなりすましだったのです。マンティ・テオはこう述べています。
　「まったく恥ずかしいことに、ぼくは長い間、ネットで知り合ったある女性に深い恋愛感情をもっていました。しょっちゅうネットや携帯電話でコミュニケーションをして、ぼくたちは純粋な恋愛関係にあると信じて、彼女のことをとても愛するようになりました」。(Story, 2013)
　後に、ロナイア・ツアソソポという男性が、マンティ・テオをだますために、この女性になりすましましたと罪を認めました。

　「キャットフィッシュ」という、なりすましを題材にしたアメリカ映画とテレビドラマのタイトルから、アメリカではなりすましをキャットフィッシュと呼んでいます。キャットフィッシュとは、SNSや携帯電話やショートメッセージを通して、実在しない人になりすまし、相手をだましてうその恋愛関係を作り上げる人を指します。("Athletes," 2013)
　この悲しい事件は、若い人たちに警鐘を鳴らす役割を果たしたといえます。ネットで出会った人は必ずしも、本当のことを語っているとはかぎら

ないのです。

　ミシガン大学のフットボールチームでは、ネットの正しい使い方のトレーニングを専門にする「180コミュニケーションズ」という会社に依頼して、選手たちにSNSの使い方を指導してもらいました。この会社のスタッフの一人の女性が、選手の何人かとフェイスブックを通じて友だちになり、そこで実際に起きたことを使って、SNSをより注意深く使う方法を教えたのです。

　キャットフィッシングを、なんとなくおかしいと気づく人もいます。
　マイケル・ロスというサウスカロライナ大学のバスケットボールの選手は、あるとき、「ホープ・ポーター」というテキサス大学の女子学生からショートメッセージをもらいました。そのうちに電話で話をするようになり、マイケル・ロスは彼女からのメッセージや電話を楽しみにするようになりました。しかし、ファンがいることはうれしくても、なんとなくしっくりこない気がしていました。
　「ホープ・ポーター」という名前を検索してみると、フェイスブック、ツイッター、マイスペース（音楽・エンターテインメントを中心とした世界的なSNS）などでも見つかりません。直接会う約束をしても、彼女は約束の場所には現れませんでした。ついにマイケルは、彼女の電話番号をグーグル検索してみると、あるチャットルームで、彼女がほかの人にも同じようなことをしていることがわかりました。マイケルはすぐに彼女に電話をして、二度と連絡してこないように言い、それ以来、音信がなくなったと言います。
　マイケルは、マンティ・テオの事件についてこう語っています。
　「ぼくのように、なにかおかしいなと感じたら、自分の常識を信じることだね。それに、ネットで作った関係には感情的にのめりこまないようにしたほうがいい。あとですごく恥ずかしいことになるかもしれないからね」。
　わたしたちの子どもたちにも伝えたい、よいアドバイスです！

大人は、子どもが出す信号に注意を払わなくてはいけません。信号とは、子どもが家族や友だちから遠ざかったり、気持ちが離れたり、何時間もネットをしていたり、なにか隠しごとをしていたりすることです。信号に気づいたら、親は積極的に調べることが必要です。ネットでだれかと不適切な関係になっているかもしれません。
　心を開いて、「なりすまし」やその他のネットの危険について、普段から話し合うようにしましょう。

ネットいじめ

　ネットいじめは、ネットや携帯電話を通じて相手を困らせるようなメッセージを送ることで、大変よく見られます。ネットは比較的、匿名性が高いものです。だれかわからない人からのいじめは、被害者にさらに威圧感を与えます。ほかのいじめと比べて逃げやすいこともあって、ネットはいじめる側にとっては最適の道具だと言えます。また、相手を傷つけるような情報や不適切な写真が、ネットではたくさんの人へすぐに広まってしまいますので、被害者はさらに傷つくことになります。ネットいじめには、次のようなさまざまなタイプがあります。(Cyberbullyingstatistics.com, 2009)

★メールや携帯に、いじわるなメッセージや脅しを送る。
★ネットでうわさを広める。
★SNSや掲示板に、傷つけるようなメッセージやおどかすようなメッセージを書きこむ。
★相手のアカウント情報を盗んで、アカウントに入りこみ、そこからひどいメッセージを送る。
★ネット上でだれかになりすまして、人を傷つける。
★人を傷つけるような写真をネットや携帯でばらまく。
★セクスティング（性的な情報）や、その人のセクシーな写真やコメントをばらまく。

ネットいじめは、子どもたちをとても傷つけるものです。従来のいじめもつらいものですが、一応、時間と場所（学校など）がかぎられています。一方、ネットいじめは、いつでも何度でもくり返して浮上してきます。ネットいじめが不安症やうつを引き起こし、自殺へおいやった例もあります。
　ネットいじめをする人は、ちょっとからかっているだけだと思っていることがよくあります。ネットいじめの深刻さや、引き起こすかもしれない精神的な問題がよくわかっていないのです。ネットいじめが後で問題を起こすことにも気づいていません。
　ネットにひどいことを書きこむと、将来、大学入試や就職のときに、不利に働くことがあります。また、ネットいじめが法律違反になることも、おぼえておかなくてはなりません。性的な内容のネットいじめをすると、「性犯罪者」として登録されるかもしれません。ネットいじめの深刻さを、若い人はよく理解するべきでしょう。また、自分がいじめられる側になったとき、どうしたらよいかも、知っておくべきです。

　ネットいじめの調査によれば、こんなこともわかっています（2009）。

★10代の約半数がネットいじめを受けたり、したりしたことがある。
★若者の3分の1が、ネットでおどされたことがある。
★10代の25％が、くり返し携帯やネットでいじめられたことがある。
★若者の半数以上が、ネットいじめを受けても親に相談しない。

◆自分で自分を守る方法を教えましょう

　ネット上に自分の情報を載せるときは注意するように教えましょう。
　ネットいじめをする人は、ネット上から無作為にターゲットを選ぶことがあります。自分へのコンタクト方法や、趣味や家族といった個人情報を、かぎられた人にしか公開しないようにすれば、知らない人からのネットいじめを受けにくくなるでしょう。

ネットいじめや、いやがらせを受けたら、次のようにするよう教えましょう。
　まず、状況を悪化させないこと。ネットいじめに悪意を持って反応をすると、さらにいじめがひどくなります。反応すれば相手の思うつぼです。できれば無視しましょう。
　メールアドレスを変えてもネットいじめが続くなら、記録をとりましょう。メール、掲示板、インスタントメッセージなどでネットいじめを受けたら、その内容といっしょに日付と時間も記録します。記録はパソコンに入れるだけでなく、プリントアウトして警察に報告しましょう。そのほかにも、ネットいじめを報告する機関があれば知らせましょう。
　ネットいじめが学校に関連している場合は、学校には、それに対処する義務があります。人種、性別、障害、宗教などについてのいじめである場合は、なおさらです。
　次のリストにあげたことがらを子どもに知らせ、話しあいましょう。
　つねに親が関わって、定期的に話し合うことが大切です。

子どもに知らせること

☆SNS、チャット、ブログ、インスタントメッセージなどに、個人情報を載せないこと。
☆パスワードは、親だけに知らせること。友だちにも教えないこと。
☆いじわるなメッセージや脅すようなメールを受けとったら、返事をださないこと。保存したり、プリントしたりして大人にみせること。
☆知らない人や、いじめっ子からのメールは、けっして開かないこと。
☆クラスメートに見られたくないものは、たとえ個人宛のメールであっても、けっして送らないこと。
☆腹が立っているときはメッセージを送らないこと。送信する前に、自分がメールの受け手だったらどう思うか考えてみること。
☆ネットいじめには加わらないこと。ほかの子がネットいじめを受けていたら、その証拠となるメッセージを大人に見せること。

☆相手と実際に会っているときと同じように、メールのときも、礼儀正しくすること。

親にできること

☆パソコンは、家族が集うところに置きましょう。
☆子どもといっしょに、メールアドレスやチャットアカウントを開きましょう。子どものスクリーンネームやパスワードを知っておきましょう。ネット上に子どもが個人情報を書かないように注意しましょう。
☆子どもの「友だちリスト」を、子どもといっしょに定期的にチェックして、どのように知り合った人なのか、一人ひとりについて尋ねましょう。
☆ネットいじめについて子どもと話しあい、ネットいじめを受けたり、だれかが受けているのを知っているか尋ねましょう。
☆ネットいじめを受けても、それは自分のせいではないと教えましょう。ネットいじめを受けたからと言って、すぐにパソコンなどをとり上げたりしないで、きちんと話しましょう。子どもがネットいじめを親に報告しない一番の理由は、パソコンをとり上げられたくないからです。

◆セクスティング（性的内容のメール）

　スマホやタブレットの普及によって、子どもや若者のコミュニケーション方法は、大きく変わりました。性的な写真やメッセージを送るセクスティング（セックスとテキストの合成語）には、驚かされるものがあります。わたしたちには信じがたいほどに、セクスティングが横行しているのです。2009年のアメリカの調査「The Pew Internet and American Life Project」では、以下のことがわかっています。

★10代の39％がセクスティングをしたことがあると認めている。
★女子の51％が、自分のセクシーな画像を送らなくてはならないという、圧力を感じている。

★携帯電話を持っている12〜17歳までのうち、4％が実際に自分のヌードやセミヌード画像や動画をだれかに送ったことがある。
★携帯電話を持っている10代の15％が、知っている人のヌードやセミヌード画像や動画を受けとったことがある。
★18歳以上の6％が、自分のヌードやセミヌード画像や動画をだれかに送ったことがある。
★18歳以上の15％が、セクスティングを受けとったことがある。

　衝動的で判断力に欠ける子どもや若者にとって、セクスティングは危険な要素がたくさんあります。親は、セクスティングの道徳的、法律的問題についてオープンに子どもと話しあいましょう。
　セクスティングは不道徳でまちがっているだけでなく、犯罪になることも教えましょう。セクスティングで告訴された若者も実際にいるのです。未成年ポルノや、子どもを対象にした性的虐待まで、さまざまな犯罪が、セクスティングには含まれています。

　子どもや若者がセクスティングをするのには、いくつか理由があります。実際の性行為をするより「安全で」、妊娠したり性病感染したりするおそれがないという思いこみがひとつの理由です。また、興味を引きたい相手に対して、かっこよく見せたり、セクシーに見せたりしたいという理由もあります。このほかにも悪質なセクスティングとして、女の子の間で、相手を貶めるためにヌード画像をネットで流したり（スラット・シェイミング）、相手を脅して性的な画像を送らせたりする（セクストーション）などがありますが、子どもや若者が、こうした道徳心が欠如した行動の犠牲者になったり、自分がそうした行為に走ることのないように、親の指導が大切です。

　セクスティングに関しても、親子で事前にオープンで率直な話しあいをしておくことが重要です。セクスティングの被害に子どもがあっていると

きは、とくに強い親子の絆が必要とされます。セクスティングをやめさせるためには、子どもにとって信頼でき、解決方法をよく知っている大人に相談しつづけるのが一番だからです。

　セクスティングについて、下記のことを子どもと話し合っておきましょう。時間をかけて、子どもの話をよく聞きましょう。そうすれば、セクスティングの危険と害について、健全な話しあいがきっとできるでしょう。

☆問題視されているセクスティングについて、また自分でもやってみたいという衝動について話しあいましょう。「仲間はずれになりたくない」「人気者になりたい」という気持ちはわかるけれど、そのために自分の良識を忘れたり、ほかの人を貶(おと)めたりしてはいけないと、説明しましょう。
☆ヌードやセミヌード写真を、人に撮らせることを禁じましょう。
☆自分やほかの人のヌードやヌード写真を撮ってはいけないと、話しましょう。
☆性的な内容のメッセージや画像を受けとったら、転送せずに、大人に相談するように言いましょう。
☆ネット上に画像を載せたら、それは半永久的にネットからなくならないと説明しましょう。
☆セクスティングの被害者を笑ったり、いじめたりしないように約束させましょう。教師やカウンセラーなど信頼できる大人に報告させましょう。
☆携帯電話の適切な使い方と、親としての希望、そしてしてはいけないことの制限について話しあいましょう。携帯電話のあやまった使い方をした場合は、どうするかについても事前に話しておきましょう。
☆セクスティングと児童ポルノ法（＊1）や性的虐待（＊2）との関連を、説明しておきましょう。

＊1／「児童買春、児童ポルノに係る行為等の処罰及び児童の保護等に関する法律」（平成11年法律第52号）は、児童買春・児童ポルノの取締りなどを目的とした

日本の法律。18歳未満の児童のポルノの製造（撮影と複製）、頒布、公然と陳列が処罰の対象となり、上記の目的による所持や国外との輸出入も禁止され、児童ポルノの提供（販売や無料で譲渡した場合）も処罰対象となる。

＊2／カナダで2012年10月に起こった事件で、15歳の少女がWebのチャットで知り合った男から性的な画像の送信を要求され、少女が要求に抗しきれずに画像を送ったところ、男は受けとった画像を脅迫のネタとして、さらなる画像の送信を要求。そのトラブルがきっかけで、少女は友人や見知らぬ人からネットいじめを受け、それを苦にして自殺に至ったことがある。

◆ソーシャルコンテイジョン
（社会的感染──SNSやツイッターを使った個人排斥(はいせき)）

2013年にヤフースポーツが掲載した「SNSの危険なわなに陥ったバスケットボール選手」というタイトルの記事は、アメリカ、ミシガン大学のバスケットボール選手ニック・スタースカスが、主にツイッターなどのソーシャルメディアから受けた利点と害について述べたものです。

彼はスリーポイント・シャープシューターとして名を馳(は)せた選手で、カナダの自宅前のバスケットボールリングで、53ポイントショット中45ショットを決めた動画がネットで評判になり、大学時代にスリーポインターとして50％を超える成績を上げました。スタースカスは、全国のファンからSNSを通じて称賛されることに慣れていきました。

ところが、2013年1月13日のミシガン大学と宿敵オハイオ・ステート大学のゲームで、スリーポイントショットをひとつも決められなかったことから、彼の評判が大きく変わってしまったのです。偶然にも、ゲームはミシガン大学が3ポイント差で負けました。

試合が終わり、チームメイトといっしょにバスでホームタウンへ戻る途中、スタースカスはいつものように、ツイッターをチェックしました。彼のツイッターは、ファンの非難であふれていました。「チームが必要としているときに、お前はいったなにをしていたんだ」というようなつぶやきが、なんと20以上も寄せられているのでした。

これは、最近アメリカで「ソーシャルコンテイジョン」と呼ばれるようになった現象の典型的な例です。ソーシャルメディアやメールの送り手の感情的なコメントが、受け手に内在化してしまう現象です。(Adelson, 2013)

　これは、まるで「チームバスに何十人ものスポーツ評論家が、批判をするためにメガホンを持って乗りこんだようなもの」だと、この記事の著者は語っています。

　著名なプロバスケットボール選手レブロン・ジェイムスは、2012年のNBAプレイオフ中は、まったくツイッターをしなかったと言われています。心理的な雑音を消すためです。そのおかげで、NBAチャンピオンシップで勝利できたのかもしれません。

　先ほどのニック・スタースカスですが、よく考えた末に、試合の結果には自分もがっかりしていること、でも過ぎたこととして忘れたいという気持ちを、ツイッターで発信しました。すると、今度はニックを応援するコメントがいくつも返ってきたのです。

　このできごとは、ネットについてのよい教訓です。ネットやソーシャルメディアのやりとりが、すべてポジティブなものとはかぎらないということです。気まぐれでいじわるなコメントも送られるのです。ニックの行動は、ソーシャルメディアの対処法のお手本です。どう反応したらよいかよく考えることが重要なのです。

　「ツイッターでは、まちがったことをつぶやかないよう注意しなくてはなりません。送付ボタンを押したらもうとり返しがつかないのですから」と、ヤフーの記事は忠告しています。レブロン・ジェイムスのようにソーシャルメディアを使わないという決断も賢明なものかもしれません。どんなテクノロジーにも言えることですが、ソーシャルメディアは、細心の注意をもって使うべきです。「相手に向かって直接言えないようなことは、メールやメッセージやツイッターで送ってはいけない」というのが鉄則です。

◆ソーシャルメディアのあいまいな境界線

　人とつながっているという魅力的な感覚には、依存性の危険も隠されています。ソーシャルメディアは瞬時にして人とつながることができますが、どこまでが安全なのかがわからなくなる人も多いのです。

　自分が人に見られたくないようなことをしている写真を、ふつうなら何枚もばらまくことはないでしょう。しかし、そんな写真を、友だちにメールで送ったり、SNSに載せたりすることを安全だと信じこんでしまうことがあります。そういう人には、自分の送った写真がネットを通じてばらまかれるなんて思いもよらないのです。

　ネットに載ったものは未来永劫、どこかに残り続けるのだということを、しっかり子どもに教えなくてはなりません。世界中の人に見られたり読まれたりしたくないものは、「ネット市場」に載せてはいけないのです。

　Wi-Fi（ワイファイ、Wireless Fidelity）は、無線LANの規格のひとつですが、Wi-Fiにセキュリティをかけていないことは、家中のドアを開け放しているのと同じことなのです。あなたは、家中のドアを開け放し、だれでも家の中に招き入れてはいないでしょう？

　「ウォードライビング」というのは、人の家や会社に近づいて、Wi-Fiの電波を拾おうとすることを言います。電波を拾えば、あなたの個人情報や秘密をのぞくことだってできるかもしれません。

　これもまたネット社会に潜む危険です。ネットを安全だと思いこまないように、若い人たちは認識すべきです。どんなセキュリティもやぶられる危険性がありますが、それでも簡単に入りこまれることのないように、セキュリティをかけておくことが大切です。

◆親の役割をはたす

　メディアやネットが発達し、種類も増えるにつれて、親の指導力がます

ます問われるようになってきました。しかし、親はなにを基準にすればよいのでしょうか？

　たとえば子どもがゲームを買うときは、そのゲームについてお店の人に話を聞いてみるとよいでしょう。お店の人は、子どもの年齢にふさわしくないゲームを売ろうとはしません。若い店員なら、今なにが流行っているか、子どもが買おうとしているゲームがどういうものかについて、じつに多くの情報を教えてくれるでしょう。店で買い物をしているよその子どもや親に、お薦めのゲームをたずねてみるのもよい方法かもしれません。

　ゲームが適切であるかどうか、子どもがはじめてそのゲームをプレイするとき観察しましょう。さらによいのは、子どもといっしょにプレイしてみることです。そうすれば、あなたが子どもの趣味に興味を示していることが伝わるだけでなく、そのゲームに問題がないかどうかもわかります。

　ゲームをする時間と、どんなゲームをするか制限を設けることも大切です。

　アメリカ議会の公共衛生委員会で、米国医師会、米国小児科学会、米国心理学会、米国家庭医師会、米国児童精神学会などの医療機関の代表が、メディアやネットの暴力が子どもに与える影響について、親に警告を与えました（Rated E," 2012）。

　その報告によれば、メディアの暴力は、とくに子どもの激しい感情や攻撃的な考え方をあおり、その影響は長期的であると述べています。

　さらに最近の研究では、こうした攻撃性や恐怖感は、とくに年長の子どもや10代では、短い期間ネットに関わるだけで増加することがわかっており、また、子どもが人生について学んでいる時期には、長期的な影響をもたらすと述べています。（Browne&Hamilton-Giachritsis, 2005）（Bushuman&Huesmann, 2006）

　子どもがネットでなにをしているのかを認識して、正当な制限を設けることは、大人が率先してやらなければなりません。

下記の、ブラウン大学の児童と10代の行動についての研究発表（CABL, 2012）は、子どものゲームやネット使用をコントロールするためのよいガイドラインを示しています。

☆子どものしているゲームの対象年齢を調べる。
☆子ども部屋にゲームのできる機器を置かない。
☆子どもがゲームをする頻度と時間を決める。
☆ゲーム、テレビ、映画、ネットなど、子どもの全てのメディア使用をモニターする。
☆子どものネット使用を監督する。ネットゲームにも注意する。
☆子どものしているゲームや見ているメディアについて、ゆっくり話し合う。子どもの考えをしっかり聞いて、自分の考えも伝える。親子の距離を縮めるよい機会だと考えてとりくむ。
☆子どものしているゲームについて、ほかの親とも情報交換をする。親同士で助け合う。

◆絶対にゆずれない９つのルール

　親は、子どもをネット依存から守るために、強い信念を持たなくてはなりません。子どもに関して鷹揚（おうよう）であっていいこともたくさんありますが、ネットと子どもの健全な関係については、親は断固とした態度をとるべきです。アメリカのある教育団体が掲げた、ぜったいにゆずれない９つのルールがあります。（GreatSchools.org, 2012）　子どもがネットと健全につきあうための、シンプルでしっかりしたルールです。

１．子どもに親の価値観をしっかり話す
　「ほかの友だちはやっているのに、自分だけ性描写や暴力的な内容のあるゲームやネットをさせてもらえない」と、子どもが文句をいうようなら、あなたは親として、なぜそのゲームを子どもにやってほしくないかをきち

んと説明する必要があります。

　また、こわがりで、悪夢にうなされるような子どもであれば、同年齢の友だちは平気でも、怖い内容の映像を見たりプレイするのを避けたり、少なくとも注意をあたえたほうがよいでしょう。

２．対象年齢を確かめ、判断するのは親である

　たとえば「PG12」のレーティングの映画は、12歳以上の子どもならだれでも観るべきという意味ではありませんし、12歳以下はぜったいに観てはいけないということでもありません。あくまでもガイドラインとして、自分の子どものことを一番よく知っている親が決めるべきことです。

３．家族の規則をつくって、守らせる

　子どもは、どこまで許されるか限界に挑戦しようとするものですが、それでも、しっかりした境界線が決められていれば安心するものです。そのルールは守れる内容であることも肝心（かんじん）です。現実的な目標のあるルールを決め、親としてそれを徹底させる決意をもっていれば、きっとうまくいくでしょう。

４．テレビやネットの時間を制限する

　ほとんどの専門家が、子どものテレビやネット使用は、日に１〜２時間に制限すべきだという見解をもっています。子どもの人格が育つためには、テレビやネット以外のさまざまな芸術的な活動や運動、友だちとの遊びを経験することが大切です。

５．メディアをコントロールする方法を身につける

　テレビや映画の録画、DVDを見るときに、ポーズボタン（一時停止ボタン）を使って一時的にストップし、そのシーンについて子どもと話しあってみましょう。また、ゲームを選ぶときにも、子どもと話しあってみるとよいでしょう。

6．家族でテレビや映画を見る時間をつくる

　定期的に、子どもといっしょにテレビや映画を見たり、ゲームやネットをする時間をつくりましょう。内容について、「どうして主人公はあんな行動をしたのだろう？」と、子どもと考えあったり、ある程度年齢が上の子どもなら、映画やゲームをつくる側にたって、なぜこういうものがつくられたか、どんなところがおもしろいか、危険性はないかなどを話しあいます。いっしょに楽しみながら教育するよい機会です。

7．子ども部屋にテレビやネットを設置しない

　子どもがひとりで部屋にこもって、テレビやネットを使うのは避けましょう。親の見えるところで使うほうが、コントロールしやすいのです。家族みんなが集まる場所におきましょう。

8．専門家の意見を知っておく

　映画、テレビ番組、音楽、DVD、ウェブサイト、ゲーム、本、雑誌など、専門家による評価があればそれを見て、子どもに適したものを選びましょう。身近にいて、信頼できる人の意見を聞くのもよいでしょう。

9．活動的なゲームを勧める

　家族みんなで、活動的に楽しめるゲームを見つけましょう。こうしたゲームは通常、楽しく遊ぶことを目的としたものが多く、暴力的なものはあまりありません。みんなで遊べるものもたくさんあります。活動的なゲームを楽しむ注意とヒントを、以下にあげておきます。

☆ゲームをする場所を決める／プレーヤーが動き回れるスペースが必要です。Wii（ウィー）やPlay Station Ⓡ Move（プレイステーションムーブ）、さらにKinect（キネクト、ジェスチャー・音声認識によって操作するゲーム）はカメラで動きをとらえるため、より広いスペースが必要になります。

☆ケガをしないように注意する／何人かのプレーヤーで遊ぶゲームは、十分スペースをとって、ぶつからないようにしましょう。コントローラーをゴルフクラブやバットやラケットのように振り回して、スクリーンを壊したりしないように、安全ストラップを使いましょう。

☆ソファに座って楽しむゲームもある／子どもがどんなゲームをしたいのか聞いて選びましょう。活発に動くゲームには、ダンス、スポーツ、フィットネスのようなものや、体を動かして進んでいくアドベンチャー・ゲームなどがあり、座ってできるものにはパーティーゲームや人生ゲームなどもあります。

☆ひとりでも、大勢でも遊べるゲームを選ぶ／その日の気分で、ひとりでも大勢でも遊べるゲームがいいでしょう。

☆対象年齢を確かめる／むずかしい動きのあるものや、ティーンズ向けの歌詞がついた曲を使ったゲームは、低年齢の子どもには向きません。

☆ゲームばかりしないようにする／ゲームでスポーツをしても、それ以外に、実際に運動場や広場や体育館で動き回る運動や遊びが子どもには必要だということを、お忘れなく。

☆子どもといっしょにプレイする／子どもは、初めは親がはしゃいでゲームをするのに違和感があるかもしれません。でも、だんだんに子どもも親といっしょにゲームをするのが楽しくなりますよ。(Knorr, 2012) 親も楽しんでください。

＊「5－2－1－0」アドバイスとは

アメリカ政府が提唱する健康な生活をするためのアドバイスです。
☆野菜や果物を、5回はお皿にとって食べましょう。
☆テレビやネットやゲームに費やす時間は1日2時間までにしましょう。
☆1日1時間以上、体を動かす遊びやスポーツをしましょう。
☆砂糖の入った飲み物は0杯まで（つまり飲まないように！）。
「5－2－1－0」アドバイスを参考に、健全な生活をしましょう。

◆ソフトウェアを選ぶときのガイドライン

　家庭用ゲーム機の技術の進歩やゲームユーザの年齢層の拡大によって、ゲームソフトは内容、表現ともに多様化しています。日本では、コンピュータエンターテインメントレーティング機構（CERO）が2002年に設立され、ゲームソフトウェアの内容表現について審査し、年齢別レーティングを実施しています。
　子どもたちにゲームソフトを選ぶときは、この表示を参考にしてください。

年齢区分マーク

　5種類あります。マークはパッケージの表面左下部分に表示され、パッケージの背表紙にも帯色をつけて表示されます。

A　全年齢対象　黒色

| CERO A | 年令区別対象となる表現・内容は含まれておらず、全年齢対象である事を表示しています。 |

B　12歳以上対象　緑色

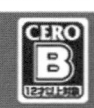

| CERO B | 12才以上を対象とする表現内容が含まれていることを表示しています。 |

C　15歳以上対象　青色

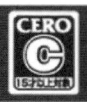

| CERO C | 15才以上を対象とする表現内容が含まれていることを表示しています。 |

D　17歳以上対象　橙色

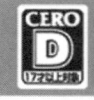

| CERO D | 17才以上を対象とする表現内容が含まれていることを表示しています。 |

Z　18歳以上のみ対象　赤色

| CERO Z | 18才以上のみを対象とする表現内容が含まれていることを表示しています。（18才未満者に対して販売したり頒布したりしないことを前提とする区分） |

＊『年齢区分』は表示年齢以上向けの内容表現が含まれることを意味します。
＊暴力的、性的、反社会的な表現や言語、思想に関する倫理規定により審査されてい

ます。
＊家庭用ゲームのほぼ100％が審査されています。

コンテンツディスクリプターアイコン

ゲームに次の9つに該当すると認められた表現がある場合は、それぞれのアイコンがパッケージの裏面に表示されています。

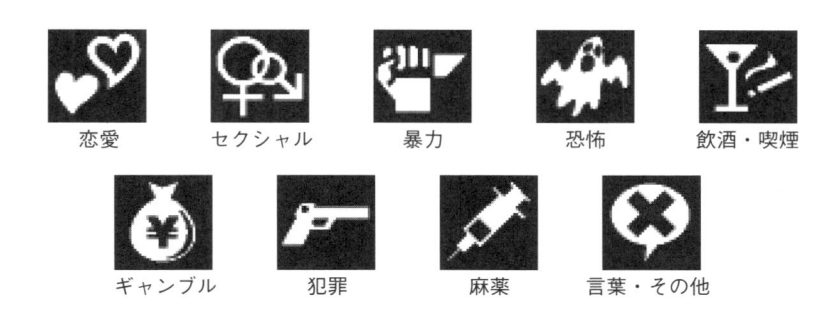

恋愛	セクシャル	暴力	恐怖	飲酒・喫煙

ギャンブル	犯罪	麻薬	言葉・その他

恋愛／異性愛・同性愛などに対して設定されています。
セクシャル／半裸・下着・水着など肌の露出が多い衣装や、セクハラに相当する言動（身体に触るなど）に設定されています。
暴力／喧嘩、拷問、武器類の使用による戦闘、対戦格闘、戦争、兵器などに対して設定されています。
恐怖／出血や死体の描写など、過度に恐怖感を煽る表現に対して設定されています。
飲酒・喫煙／未成年者の飲酒・喫煙、及びそれらを肯定・奨励する表現に対して設定されています。
ギャンブル／金品を賭ける違法なギャンブル（賭博罪に相当するもの）に対して設定されています。
犯罪／殺人、強盗などの法令に反する行為や犯罪（者）を肯定する表現に対して設定されています。
麻薬／麻薬・覚せい剤・ドラッグその他違法な薬物を使用するか、それらを肯定したり取引するなどの表現に対して設定されています。

言葉・その他／差別用語・放送禁止用語などの不快な言葉の使用や、第三者（特に実在の国・人種・宗教など）に対する差別的な表現、その他反社会的な行為や思想に対して設定されています。

協力：特定非営利活動法人コンピュータエンターテインメントレーティング機構(CERO)

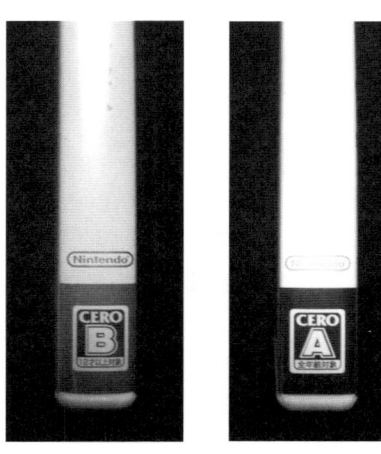

ゲームパッケージの背表紙下部に表示された年齢区分マーク

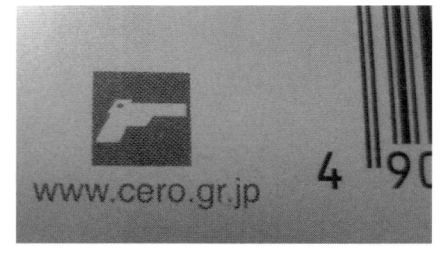

ゲームパッケージ裏に表示されたコンテンツディスクリプターアイコン

◆親の力を発揮しましょう

「なんでもほどほどに」という言い古された表現が、ネット使用にぴったり当てはまります。

調査結果によれば、子どもが年齢に合ったゲームをほどほどにしていれば、害がないか、あったとしてもほとんど問題になりません。

親は、子どもたちが現代のテクノロジーをすぐれた道具として使えるような動機を与えることができます。大人がリードして、子どもの潜在力を引きだしましょう。

☆ネットは宿題やお手伝いがおわってから

デビッド・プレマック博士の原則は、じつに明快です。「楽しみが待っていれば、子どもはやる気になる」のです。たとえば宿題やお手伝いをきちんとしないと、ネットやゲームで遊んではいけない、というルールを早いうちにつくりましょう。

☆時間の有効な使い方を教えよう

先に述べたように、テレビやゲームやネットは、1日1～2時間に制限するのがよいというのが、専門家の見解です。時間を決めたら、それをしっかり守らせましょう。

制限内の時間をバランスよく使うように、子どもに指導しましょう。ゲームだけに費やすことはないのです。また、そのほかの時間には、子どもの興味にそって、スポーツや芸術、友だちとの遊びを楽しめるように手をかしましょう。

☆レーティングを親子で確認しよう

ゲームや映画が子どもの年齢に適しているかどうかは、年齢制限（レーティング）を参考にしてください。そして親が判断しましょう。

子どもと口論しても、親に勝ち目はありません。「年齢制限と内容の表

示を見てみよう」と、冷静に伝えましょう。そうして納得すれば、子どもは反論しないでしょう。決定権を持っているのは大人だということを、しっかり知らせます。

☆勉強と遊びのパソコンをわけよう

　できれば、宿題をするパソコンとゲームをするパソコンをわけるとよいでしょう。宿題をするパソコンにはゲームをインストールせず、SNSやネットゲームへもアクセスできないようにします。こうすれば、子どもが宿題をしているときは、ゲームなどをしていないことがわかって安心です。宿題をしているときは、ほかの端末やスマホなども近くに置いていないことを確認しましょう。

☆パソコンは居間に置こう

　パソコンやゲーム端末は、みんなが集まる場所に置きましょう。そうすれば時間を制限したり、子どもがネットでなにをしているか管理できます。子ども部屋にパソコンを置かないようにしましょう。

☆子どものネット閲覧の制限とパスワードを保護しよう

　ネットやネットゲームにフィルタリングをかけたり、子どもが閲覧したサイトを監視したり、特定のゲームやサイトをブロックしたり、子どもの安全のために親ができることはたくさんあります。こうしたオプションを設置するためには、迷わず専門家に相談しましょう（「フィルタリングと相談窓口」については94ページを参照）。

☆MMORPG（大規模多人数同時参加型オンラインRPG）を監視しよう

　こういうゲームはとくに依存性が高く、遊ぶのに長い時間がかかります。できれば禁止したいです。学校の友だちとMMORPGを通じてつながっていて、なかなかやめられない場合もあります。もし許可するなら、対象年齢と時間の制限をしっかり守らせましょう。守れないなら禁じましょう。

☆約束したことは守らせましょう

　決めたことを守れなかったり、無視したりしたら、妥当で実行可能な罰をあたえましょう。たとえば、しばらくネットを使わせないということです。ネットを正しく使えないのなら、使用を禁じるべきなのです。ルールがきちんと守れたら、約束どおりのご褒美をあげるのも忘れないようにしてください。

◆ネット依存による健康障害

　ゲームやネットを長時間使っていると、深刻な健康問題を起こすことがあります。極端な場合、手根管症候群（しゅこんかん）や、ひきつけや肺動脈血栓塞栓症（けっせんそくせんしょう）を起こしたりすることもあって危険です。ネット使用を1日1〜2時間に制限することを強くお薦めします。また、長時間のネット使用がもたらす危険を子どもに伝え、予防法を教えましょう。

★あいだで休みをとる／ゲーム製造者は、1時間ごとに10〜15分の休憩をとるように勧めています。休憩をとれば、目が痛くなったり、同じ動作をくり返すことによっておこる障害や疲れ、いらいらが緩和されます。

★立ち上がって歩く／ゲームの合間や、たとえゲームの最中でも、数分の間、立ちあがって歩きましょう。足の血行がよくなり、血栓ができるのを予防します。

★足を上に上げる／椅子や踏み台の上に足を乗せておけば、下肢への血流がよくなります。

★水分を補給する／ときどき水を飲むようにしましょう。水分も血栓ができるのを予防します。カフェインの入ったものや、もちろんお酒はだめですよ。

★体の変化に気づく／ネットを使っているときや、使い終わったあとで、手、手首、腕、目などが痛くないか自分でチェックしましょう。体の痛みは警告です。痛みがある場合は、必要な手当てを受けましょう。

する必要があります。

　中高生によく見られる衝動性と、ネットの匿名性とあいまって、大きな危険となることがあるのです。ネットいじめ、不適切な動画や画像の送信、違法なダウンロード、ネットを使ったカンニング、知らない人とのコンタクト、などはすべてバーチャル世界がまねく危険です。親や大人は、10代のバーチャル世界になにがおきているかを認識していなくてはなりません。とはいうものの、親や大人より、中高生のほうがネット世界にくわしく、知識が豊富です。しかし、それでも親としてある程度の知識を持ち、中高生のネット使用のルールをきちんと定めて、親がなにを望んでいるかを知らせておくことが不可欠です。

　ネット上の安全やモラルや道徳が脅かされている今日において、もはや大人は見て見ぬふりをするわけにはいかないのです。中高生に伝えるガイドラインをまとめました。

中高生のガイドライン

☆ウィルスを防ぐ／知らない人からのメールはけっして開いてはいけません。パソコンを壊すかもしれないウィルスが含まれていることがあるからです。

☆パスワードを教えない／親以外にパスワードを教えてはいけません。パスワードが知られてしまうと、様々なことに悪用される恐れがあります。

☆個人情報を教えない／自分の名前や学校や年齢、電話番号や住所などは、けっして知らない人に教えてはいけません。知らない人へ写真を送るのもだめです。

☆送信する前にかならず一度手をとめて考えよう／一度送ったものはネットからけっしてなくならないということを、しっかり覚えておきましょう。送信する前には、かならず一度手をとめて「送ってもよいのか」「送るとどうなるか」を考えましょう。

☆すぐに大人に知らせる／いじわるなメールや性的なメッセージ、お金を請求されたり、おかしなことや気持ちの悪いことが起きたら、すぐに大

☆約束したことは守らせましょう

　決めたことを守れなかったり、無視したりしたら、妥当で実行可能な罰をあたえましょう。たとえば、しばらくネットを使わせないということです。ネットを正しく使えないのなら、使用を禁じるべきなのです。ルールがきちんと守れたら、約束どおりのご褒美をあげるのも忘れないようにしてください。

◆ネット依存による健康障害

　ゲームやネットを長時間使っていると、深刻な健康問題を起こすことがあります。極端な場合、手根管症候群（しゅこんかん）や、ひきつけや肺動脈血栓塞栓症（けっせんそくせんしょう）を起こしたりすることもあって危険です。ネット使用を1日1〜2時間に制限することを強くお薦めします。また、長時間のネット使用がもたらす危険を子どもに伝え、予防法を教えましょう。

★あいだで休みをとる／ゲーム製造者は、1時間ごとに10〜15分の休憩をとるように勧めています。休憩をとれば、目が痛くなったり、同じ動作をくり返すことによっておこる障害や疲れ、いらいらが緩和されます。

★立ち上がって歩く／ゲームの合間や、たとえゲームの最中でも、数分の間、立ちあがって歩きましょう。足の血行がよくなり、血栓ができるのを予防します。

★足を上に上げる／椅子や踏み台の上に足を乗せておけば、下肢への血流がよくなります。

★水分を補給する／ときどき水を飲むようにしましょう。水分も血栓ができるのを予防します。カフェインの入ったものや、もちろんお酒はだめですよ。

★体の変化に気づく／ネットを使っているときや、使い終わったあとで、手、手首、腕、目などが痛くないか自分でチェックしましょう。体の痛みは警告です。痛みがある場合は、必要な手当てを受けましょう。

★くり返し動作のやりすぎを避ける／どんなくり返し動作でも、やりすぎるとケガをします。たとえば、携帯メールの打ちすぎで親指を痛めたり、マウスの使いすぎは手首を痛めます。どんな、くり返し動作も避けるのが一番ですが、間に休憩を入れることで緩和しましょう。

◆ネットの安全な使い方（12歳以下）

　ネット使用の方法は、じつにたくさんあります。ゲームコンソール、スマートフォン、手持ちのゲーム機器などからもインターネットへ入ることができるようになりました。ゲーム、動画、検索、メール、SNSなどは、もう子どもの生活の一部になっているといってもいいでしょう。

　このような環境のなかでは、大人がしっかり指導しなければ、深刻な問題が十分起こり得ます。深刻な問題を起こさないようにするために、大人は子どもにネットの安全な使い方を教えなければなりません。

　ネット上のエチケット、信頼できるコンテンツの見分け方、個人情報をネット上に載せないことなど、12歳以下の子どもに教えることを次にまとめました。

子どもに教えること

☆知らない人からのメールはあけない／知らない人からのメールはけっして開いてはいけません。パソコンを壊すかもしれないウィルスが含まれていることがあるからです。

☆パスワードを教えない／親以外にはパスワードを教えてはいけません。

☆個人情報を教えない／自分の名前や学校や年、電話番号や住所などは、けっして知らない人へ教えてはいけません。知らない人へ写真を送るのもいけません。

☆送信する前にかならず考える／情報を送る前には、かならず落ち着いて一度考えるように習慣づけましょう。一度送ったものはネットからけっしてなくならないということを、しっかりおぼえておいてください。

☆すぐに大人に知らせる／いじわるなメールや性的なメッセージ、お金を請求されたり、おかしなことや気持ちの悪いことが起きたら、すぐに大人に知らせましょう。

☆1日にネットを使う時間を決める／ネットは1日、1～2時間以上使わないようにしましょう。

☆親と約束する／本書P52～P55の、ネット使用についての約束を守りましょう。

☆ネット上のエチケットを守る／ネット上も運動場も同じです。「自分にしてほしいようにほかの人にもしよう」という、基本のルールをネットでも守りましょう。相手に面と向かって言ってはいけないことは、ネット上でも書きこんではいけません。

親が注意すること

★安全なコンテンツだけを見せる／よくないコンテンツが入らないように、検索機能にフィルタリングをかけましょう。またゲームや映画の適正年齢（レーティング）にも注意しましょう。

★大人が前もってウェブサイトをチェックする／子どもが見る前に、ウェブサイトが安全かどうか、大人が確認しましょう。

★パソコンは居間に置く／何が起きているか、みんなに見えるところにパソコンを設置しましょう。

★子どものお手本になる／子どもは大人のまねをするものです。大人も自分自身のネットの使い方を見直してみましょう。

★子どもといっしょに楽しむ／子どもの興味のあるサイトを見たり、ゲームをやったり、ネットを子どもといっしょに楽しみましょう。

◆ネットの安全な使い方（13歳以上）

ネット上に載せたものはなんであっても、「デジタルな足跡」として、永久にサイバースペースに残るのだということを、中高生はしっかり理解

する必要があります。

　中高生によく見られる衝動性と、ネットの匿名性とあいまって、大きな危険となることがあるのです。ネットいじめ、不適切な動画や画像の送信、違法なダウンロード、ネットを使ったカンニング、知らない人とのコンタクト、などはすべてバーチャル世界がまねく危険です。親や大人は、10代のバーチャル世界になにがおきているかを認識していなくてはなりません。とはいうものの、親や大人より、中高生のほうがネット世界にくわしく、知識が豊富です。しかし、それでも親としてある程度の知識を持ち、中高生のネット使用のルールをきちんと定めて、親がなにを望んでいるかを知らせておくことが不可欠です。

　ネット上の安全やモラルや道徳が脅かされている今日において、もはや大人は見て見ぬふりをするわけにはいかないのです。中高生に伝えるガイドラインをまとめました。

中高生のガイドライン

☆ウィルスを防ぐ／知らない人からのメールはけっして開いてはいけません。パソコンを壊すかもしれないウィルスが含まれていることがあるからです。

☆パスワードを教えない／親以外にパスワードを教えてはいけません。パスワードが知られてしまうと、様々なことに悪用される恐れがあります。

☆個人情報を教えない／自分の名前や学校や年齢、電話番号や住所などは、けっして知らない人に教えてはいけません。知らない人へ写真を送るのもだめです。

☆送信する前にかならず一度手をとめて考えよう／一度送ったものはネットからけっしてなくならないということを、しっかり覚えておきましょう。送信する前には、かならず一度手をとめて「送ってもよいのか」「送るとどうなるか」を考えましょう。

☆すぐに大人に知らせる／いじわるなメールや性的なメッセージ、お金を請求されたり、おかしなことや気持ちの悪いことが起きたら、すぐに大

人に知らせましょう。
☆ネットのエチケットを守ろう／ネット上でも、通常と同じ常識や道徳を守りましょう。相手に面と向かって言ってはいけないことは、メッセージや掲示板にも載せてはいけないのです。
☆SNSをプライバシー設定にしよう／「友だち」だけが見ることができるようなセッティングにしましょう。
☆なりすましやウソに注意する／ネット上でほかの人になりすましたり、ウソをついたりする人がいることを忘れないようにしましょう。もちろん自分もそのようなことをしないように。
☆ネットの使用を制限する／ネットは1日、1〜2時間以上使わないようにしましょう。
☆ネットを使ったカンニングをしない／教室であろうと、ネット上であろうと、カンニングは許されません。
☆悪いサイトに行かない／陰鬱（いんうつ）なサイトや、気持ちの悪いサイト、あなたの家の価値観に反したサイトは、見ないようにしましょう。
☆正しい判断力と識別力を持とう／なにかネット上に載せるときは、よく考えるようにしましょう。「なぜこの情報を載せるのか？」「見るのは誰か？」「人にどのように映るだろうか？」と自分に問うてみましょう。書いたものはネットにあげる前に、かならず一度読み返しましょう。自分の評判を左右します。
☆ネットに載せた情報は永遠に消えない／ネットに載せた情報は、瞬時に転送されることもあり、消そうとしても消すことができなくなります。また、知らない人に転送されたり、大学入試や就職活動のときに担当者に見られたりするかもしれません。慎重になりましょう。
☆ネット使用のルールを守る／本書P56〜57の、ネット使用についての親との契約を守りましょう。またゲームや映画の適正年齢にも注意しましょう。
☆ネット依存の兆候に注意する／何時間もネットばかりに時間を費やしてないか、ほかの活動や勉強がおろそかになっていないか、自分で注意し

ましょう。どうしてもネットから離れられなくなったら、親や信頼できる大人に相談しましょう。ネット依存は回復することができます。

大人がやれること

★子どもとオープンな関係をつくる／大人は、子どもとオープンに話しあえる関係を日頃からつくっておきましょう。子どもが、ネット上でいやなことや危険なことが起きたとき、それがどんなことであっても、安心して親に話せるような関係をつくっておくことが大切です。

★親がお手本になる／大人は、良くも悪くも、子どもにとっての身近な手本です。ネットの正しい使い方の手本はあなたなのです。

★パソコンは居間に置く／何が起きているか見えるところにパソコンを設置しましょう。

★悪いサイトに行かせない／陰鬱(いんうつ)なサイトや、気持ちの悪いサイト、あなたの家の価値観に反したサイトは、子どもに見せないようにしましょう。子どもがどんなサイトを閲覧したか、定期的に親がチェックしていることを、子どもに知らせておきます。

★責任のある使い方を教える／親は子どもに、ネットの責任のある使い方を指導しましょう。どんな音楽やゲームをダウンロードしてよいかも、事前に話し合って決めておきましょう。

★親子で楽しもう／親は子どもの好きなサイトやゲームに興味を示して、10代の自立心を傷つけない程度に、いっしょにプレイしてみましょう。

★ネット依存の兆候に注意する／家族や友だちから離れたり、気持ちが通じなくなったり、何時間もネットばかりに時間を費やしたり、何かを隠しているような様子がないか、注意していましょう。ネットでなにか不適切なことが起きている兆候の見えることがあります。ネットで出会った人との関係を親に隠していることもあるかもしれません。親は、恐れずに子どもに尋ねるべきです。

第5章

学校での教育

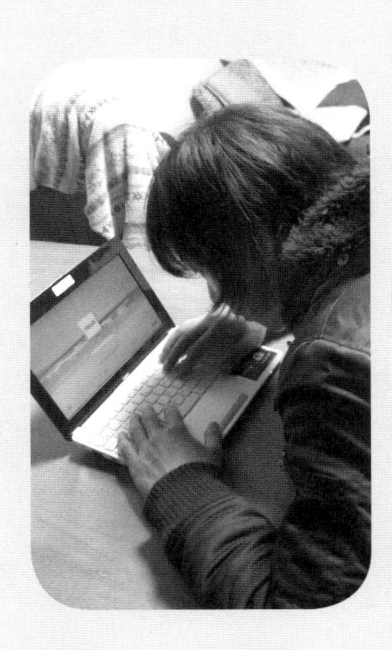

◆学校でネットの安全網を広げる

　家庭での教育はもちろん効果がありますが、どの家庭でもしっかりした教育ができるとはかぎりません。ですから、学校で子どもたちにネット教育をするのはたいへん効果的です。第4章で紹介した家庭でやれる教育を、ぜひ学校でも行ってほしいと思います。家庭で教えたのと同じことを再び学校で教えても、子どもにとってマイナスになることはなく、むしろ効果が倍増するでしょう。

　家庭と学校の両方で指導すれば、ほとんどの子どもたちが、21世紀を生きるために必要なネットの安全な使い方を身につけることができるでしょう。

　2012年7月1日から、アメリカ合衆国では政府が特別の補助金を学校へ支給し、すべての生徒がネットの安全とネットいじめについて学べるようになりました。また、学校や図書館には、政府の補助によりテレコミュニケーションやインターネットのサービス、それに必要な機器を特別安く購入できる制度があります。もし、学校でネット教育を行わないと、この制度は使えません。アメリカの学校には、薬物についても、生徒の安全と秩序と規律を守るための教育と、薬物のない環境をつくることが課せられていますが、ネットの安全教育もその一部なのです。

　アメリカでは、ネット教育の教材は豊富にあり、その多くはネットで無料で手に入ります。授業には、ネットの安全な使い方や、ネット倫理なども含まれます。カリキュラムのための資料は、「デジタルリテラシーとネット倫理」といったタイトルで検索することもできます。学校の授業で押さえておきたい重要な項目を下記に挙げておきましょう。

☆デジタル機器の使い方（デジタルリテラシー）、ネットの危険と安全な使い方、ネットの道徳と倫理、などについて総合的にバランスのとれた知識を与えること
☆研究に基づいたプログラムで、すでに生徒に実地試験済みのものを効果

的に使うこと
☆政府の指針に合ったものであること
☆デジタル機器の使い方と責任についての資料を地域社会へも支給し、保護者や家族も教育すること
☆デジタルスキルの向上、クリティカルシンキング（批判的思考）、ネットの倫理についての話し合い、メディアクリエーション、判断力などについて、メディアを駆使した授業を行うこと
☆個別指導、ビデオ、ウェビナー（ウェブセミナー）などで、専門的な知識も与えること
☆政府や教育委員会などと提携すること
☆メディアリテラシー（マスメディアへの批判的思考）と、デジタルリタラシー（デジタル社会で学ぶ個別能力、技術、知性）との関わりについて教えること

＊日本では文部科学省が小・中学校向けに「ちょっと待って、ケータイ＆スマホ」（2013年版）というカラーリーフレットを作成しています（→ http://www.mext.go.jp/a_menu/sports/ikusei/taisaku/1225103.htm からダウンロード可能）。

◆モデルカリキュラム

　幼稚園から高校生までのネット教育のカリキュラム例を紹介します。これはコモンセンスメディアというアメリカのデジタル教育団体の作ったカリキュラムの骨組みです。きわめて重要な事柄は、学年ごとにくり返されて、体系的に教えられていることに注目してください。

カリキュラムのカテゴリー
☆インターネットの安全性
☆プライバシーと安全のための手段

☆人間関係とコミュニケーション
☆ネットいじめ
☆デジタルの永久性、ネット上での信用
☆自己イメージと主体性
☆情報を得る技術と能力
☆クレジット表記と著作権

幼稚園から小学校低学年のカリキュラム例

ユニット	タイトル	こんなことを学びます
1	ネットは安全に使おう	ネットを使っておもしろいサイトを見ることができますが、安全のためのルールをきちんと守るよう教えましょう。
1	画像を検索してみよう	子ども用のウェブサイトで、画像を検索させてみましょう。
1	自分のことをネットで教えない	ウェブサイトから名前などの個人情報を尋ねられたらどうすればよいか教えましょう。
1	クレジット表記	パソコンで作った自分の作品の著作権について教えましょう。生徒に、自分の作った作品に、名前と日付を入れさせてみましょう。
1	メールを送ろう	クラスの友だちや家族にメールを送る練習をさせてみましょう。
2	ネットを安全に使おう	よいウェブサイトを選んでネットを安全に使うことや、よくないウェブサイトは選ばないようにする方法を教えましょう。
2	ネット上に残る情報の足跡について	一度ネットに載せた言葉や画像は、「足跡」を残します。「足跡」の大小、どうすればよい足跡を残せるか、人を傷つけるような足跡を残さないようにするにはどうしたらよいか、などについて指導しましょう。
2	ネットいじめには参加しない	ネットいじめとはなにか、そしてネットいじめにあったり、目撃したりしたらどうすればよいかを教えましょう。
2	キーワードを使って検索	検索の仕方を教えましょう。ある情報を得るために、どんなキーワードを使って検索すればよいでしょうか。

ユニット	タイトル	こんなことを学びます
2	お気に入りのウェブサイト	どんなウェブサイトがよいサイトなのかを話し合い、点数をつけてみましょう。全てのウェブサイトがよい情報とは限りません。
3	よいパスワードってなに？	パスワードを使う目的、パスワードの利点、安全なパスワードを作る方法、安全を守る方法を教えましょう。
	ネットのコミュニティ	人はどのようにしてネットを通じて結びつくことができるのでしょうか。ネットでコミュニケーションする正しい方法を知れば、仲間ができます。
	ネットの販売サイト	販売サイトは、物を売るためにあるということを教え、売るためにどんなテクニックが使われているかを教えましょう。
	ネット上の礼儀について	ネット上と現実の世界のコミュニケーションの類似点やちがう点を比較させましょう。ていねいでわかりやすいメッセージを書かせてみましょう。
	よいメールの書き方	メールを使った効果的なコミュニケーションについて学ばせましょう。メールの目的、メッセージはだれに向けて書くのか、どんな調子で書くのか、などを考えさせましょう。

小学校中学年から高学年のカリキュラム例

ユニット	タイトル	こんなことを学びます
1	責任の輪	現実の責任と、ネットの上での責任と礼儀について、教えましょう。
	プライバシーと個人情報の保護	ネットで個人情報を盗まれないようにするには、どうしたらよいでしょうか？ ネットで情報をシェアすることの、よい点と悪い点の話し合いをさせてみましょう。
	言葉の力	ネットで送ってきた友だちのメッセージで、腹を立てたり、傷ついたり、悲しんだり、こわくなったりすることがあります。ネットいじめに対して、どう立ち上がればよいでしょうか？
	パワフルなキーワード	どんなキーワードを使って検索すれば、より正確な情報を得ることができるか、その方法を学ばせましょう。その方法の効果を予想してみましょう。

第5章　学校での教育

ユニット	タイトル	こんなことを学びます
1	誰のもの？	ネット上の文章や画像をコピーして自分のものとして使うのは、剽窃行為（他人の文章などを自分のものであるかのように無断で使う行為）です。ほかの人の作ったものを使ってよいのは、どんな時なのか、どんな方法ならよいのか、についても教えましょう。
2	より安全なパスワード	個人情報や自分のアカウントを守るための、より安全なパスワードの作り方を教えましょう。
	ネットの倫理	ネット社会の正しい市民になるには、どうすればよいかをクラスで話し合ってアウトラインを書かせましょう。一人ひとりに「ネットの倫理を守る」宣誓書に署名させましょう。
	スパムの対処	スパムとは何か、どんなものがあるのか、どう対処したらよいのかを教えましょう。
	サイトから得た情報をレポートに使うとき	レポートにサイトで得た情報を使うときは、出典を記すことが大切です。出典の書き方を学ばせましょう。
	画像の改造	写真はデジタルで改造することができることを教えましょう。利点だけでなく、改造のし方によっては、美を損ない、不健全なものになるかもしれないことも教えましょう。
3	ネットでの安全なコミュニケーション	ネットを通じて実りある人間関係を築くこともできますが、ネットでしか知らない相手に、個人情報を与えてはいけません。
	デジタルスーパーマン	スーパーマンのモットーは「力を使うには責任が伴う」です。デジタル世界のスーパーマンが、ネットを不適切に使う悪者をやっつけるマンガを描かせてみましょう。
	プライバシーを守る	子ども用のウェブサイトでは、プライバシーが保護されています。安全なウェブサイトの見分け方を教えましょう。
	ネットいじめ	ネットいじめを受けるとどんな気持ちがするか、ネットいじめと現実のいじめの相違点、ネットいじめの対処法を学ばせましょう。
	メディアの中のジェンダーのステロタイプ	メディアは、男女の違いや役割について強いメッセージを発しています。こうしたメディアのメッセージを見分ける力をアクティビティを通じてつけさせましょう。

中学生のカリキュラム例

ユニット	タイトル	こんなことを学びます
1	デジタルライフ基礎編	休むことのないデジタル世界の社会的役割やテクノロジーについて、基本的な語彙と知識を身につけさせましょう。
1	効果的な検索方法	いくつかの検索方法を使って、より効果的な検索方法を覚えさせましょう。
1	詐欺や陰謀にだまされない	アイデンティティ窃盗（個人情報を盗むこと）や、ネット上で個人情報を盗もうとする詐欺行為にだまされない方法を教えましょう。
1	ネットいじめに立ち向かう	ネットいじめを目撃したら、見ぬふりをするのではなくて、いじめに立ち向かえる目撃者になりましょう。その方法について学びましょう。
1	著作権	著作権、著作権の使い方、著作権保持者の権利について学びましょう。
2	いつも使うメディア	自分がふだん使っているメディアやネットを見直す話し合いをさせましょう。
2	製作者としての責任	製作者としての責任、創作物の著作権、人の創作したものの正しい使い方について教えましょう。
2	オンラインの安全な会話	オンライン・トークやショートメッセージの利点を知った上で、もし気味の悪い、いやな状況が起きたとき、どう対処すればよいかを教えましょう。
2	本当の自分とそうでない自分	ネット上でどう自分を表現すればよいか、よい点と危険について学ばせましょう。
2	ジェンダーのステロタイプ	オンラインゲームの「アヴァター」（自分の分身）を作りながら、どのようにジェンダーのステロタイプが自分に影響を与えているかを分析させてみましょう。
3	デジタルの「足跡」	ネットに載せたものは、永久に検索されたり、コピーされたり、転送されたりする可能性があるということを教えましょう。またなにをネットに載せるかよく考えること、どうコントロールすればよいかを学ばせましょう。
3	ネットの情報のよいところと悪いところ	だれでも情報をネットに載せることはできます。従って、ネットの情報全てに信頼性があるわけではありません。
3	デジタルドラマ	デジタルドラマと、リアリティＴＶの男女のステロタイプを比較させてみましょう。

ユニット	タイトル	こんなことを学びます
3	ネットいじめと軽いからかい	軽いからかいと、ネットいじめのちがいを知りましょう。
	著作権と盗用	実例を通して、ネット上の創作物の正しい使い方を学ばせましょう。

高校生のカリキュラム例

ユニット	タイトル	こんなことを学びます
1	デジタルライフ中級編	自分のデジタル知識をテストさせてみましょう。自分の生活でネットがどんな役割を果たしているでしょうか。
	情報の共有	情報をオンラインで共有することの利点と危険、共有してはいけない不適切な情報について学ばせましょう。
	著作権の侵害	創作物の著作権についての法律、そして無断使用の倫理上の問題について考えさせましょう。
	ネットに流す画像	周りからのプレッシャーで、画像を編集したり、なにかをネットに掲載したり、写真にコメントしたりすることがあるか、考えさせてみましょう。
	エスカレートするネットいじめ	ネットを使ったいじめは、匿名性があって、すばやく広がり、あっという間にエスカレートしてしまいます。ネットいじめについて考えさせましょう。
2	ネットのエチケット	ネット上での倫理的な行動の仕方とオンラインエチケットを学ばせましょう。
	本当の自分	ネットの上では、だれでも自分を好きなように演出することができます。ネット上の姿と現実の姿の関係について考えさせてみましょう。
	ネットのよいコミュニティ	前向きなネットコミュニティを見分けさせましょう。
	セクスティングと危険な関係	ネット恋愛の危険と責任について考えさせましょう。
	危険なネット上の関係	ネットで知らない人と関係を築くことの危険について考えさせましょう。
3	著作権	人の創作物からひらめきを受けることと、許可なしに盗用することのちがいを教えましょう。

ユニット	タイトル	こんなことを学びます
3	ネットいじめのもたらすもの	ネットいじめのパワーと残酷さ、そしてそれが関係する全ての人に与える影響について考えさせましょう。
	ネットのプライバシー	現実のプライバシーと、ネット上のプライバシーについて考えさせましょう。
	ネット上で有名になる	ネット上で有名になることのよい点と悪い点について考えさせましょう。またそれは、男子と女子ではどうちがっているでしょうか?
	デジタルの足跡を将来に残さない	ネット上の自分についての情報は、自分が載せたものでも、人が載せたものであっても、公共のものとなります。これを「デジタルの足跡」と呼びます。
4	人のプライバシーを守る	自分以外の人の情報をネットに載せるときは、その人のプライバシーを守る責任があります。
	データ収集	サイトやサーチエンジンが、個人のデータを集めて、消費者のプロファイリングに使用していることについて、考えてさせてみましょう。
	ヘイトスピーチ（差別的な書き込み）	ネット上のヘイトスピーチとはなにか、そしてそれがどのように個人や団体やコミュニティに影響を与えるかを考えさせましょう。
	デジタル画像の編集	画像をデジタル編集することについて、その目的や状況を考えさせてみましょう。
	コレクティブ・インテリジェンス（集団知性）	様々な状況で、集団知性を使うことの利点と欠点を考えましょう。

＊日本では「NPO法人企業教育研究会」が「考えよう、ケータイ・スマートフォン〜情報モラル授業プログラム〜」を提供しています。スマートフォンの普及に対応し、50分の授業プログラムを開発、指導案をネット上に掲載しています（→ http://ace-npo.org/info/kangaeyou/kyouzai/smartphone.html）。

＊生徒自身が問題点を考えて報告したり（大阪府立旭高校）、LINEいじめの劇を上演したり（寝屋川市中学生サミット）、作文を書いて客観視する（名古屋・私立東邦高校）など、日本の学校現場でもユニークな試みが始まっています。（参考：朝日新聞2014.3.6）

フィルタリングと相談窓口

☆携帯電話の場合

＊購入時に18歳未満が使用することを伝えると、携帯電話会社からフィルタリングサービスが提供されます。（青少年インターネット環境整備法第17条第2項により、保護者には携帯電話会社へその旨を伝える義務があり、携帯電話会社は保護者から不要との申し出がない限りフィルタリングサービスを提供する義務があります）

☆スマートフォンの場合

＊フィルタリングやペアレンタルコントロール機能の利用・設定については、機器の購入時に相談窓口を聞いておきます。（青少年インターネット環境整備法18条により、インターネット接続業者「プロバイダ」は、利用者からフィルタリングサービスを求められた場合は提供する義務があります）

＊携帯電話会社のフィルタリングを利用するとともに、WEB（ブラウザ）用とアプリ用のフィルタリングを利用しましょう。（スマートフォンは自宅や店舗の無線LAN回線を使ってインターネットに接続できます）

＊さらにアプリ用のフィルタリングを導入・設定しましょう。（機器にフィルタリングアプリを導入したり、アプリのインストールや起動を制限する機器本体の機能を活用したりする方法があります。購入時に販売店やメーカー、ホームページで確認しておきましょう）

☆パソコン・ゲーム機・タブレット型携帯端末・携帯音楽プレイヤーの場合

＊スマートフォンと同じように、フィルタリングや閲覧制限・課金制限のあるペアレンタルコントロール機能を利用しましょう。

☆各都道府県の少年相談窓口

　保護者や子どもからの相談を電話・メールで受け付けている警察の窓口です。最寄りの警察署で相談してください。

相談先一覧→http://www.npa.go.jp/higaisya/shien/torikumi/madoguchi.htm

（参考／保護者向け「お子様が安全に安心してインターネットを利用するために保護者ができること」内閣府・総務省・経済産業省・内閣官房IT総合戦略室・警視庁・消費者庁・法務省・文部科学省平成26年1月版。このパンフレットはhttp://www8.cao.go.jp/youth/youth-harm/koho/index.htmlからダウンロードできます）

第6章
ネット依存症への対処法

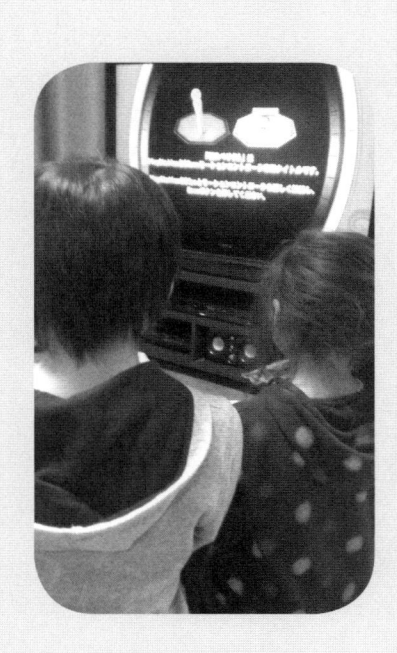

◆基本の対処法

　依存とは、自分の行動を自己規制できなくなることを言います。従って、依存から脱するためには、外からの介入が必須です。まず家庭で、親などの大人が、しっかりしたルールづくりをして、境界線を引くことから始めてみましょう。

　家庭内の環境を整えるだけでなく、依存症の下に潜む問題、たとえばソーシャルスキルの欠如、不安症や憂うつなどにも注意を向けることが大切です。依存症治療に心理療法が効果的なのには、ふたつの理由があります。
　まず、心理療法によって潜在的な問題が浮かび上がってきます。自分の行動の原因が自分でもわかっていないことがよくあるので、それに気づくことができれば、大きな変化がもたらされます。
　2つ目の理由は、効果的な心理療法を受ければ、現在と将来に役立つライフスキルが身につくということです。毎日の生活がよりよく機能するために力を培えば、いろいろなことがうまく行くようになります。心理療法の認知行動セラピーでは、くり返されてきた失敗のパターンを反転させることができます。家族カウンセリングによって、家族の支えや前向きな反応が得られるようになることもあります。

　家庭内の環境を変えたり、心理療法を受けたりしても依存の行動に変化が見られなければ、入院治療という選択肢があります。しかし、アメリカでは保険が適用されないこともあり、大変費用がかかります。また、ネット依存症は比較的新しい現象なので、ネット依存の外来治療を受けられる医療機関がまだ少ないのが現状です。しかし、ほかのタイプの依存症に外来治療が効果的であることから、ネット依存にもその効果が期待されています。
　この章では、様々な介入の方法を、おだやかなものから集中的なものまで順を追って述べていきます。家庭で新しいしっかりしたルールを決めるところから、外来の心理療法、そして、入院治療までを説明しましょう。

◆なぜ依存症になったのかを考える

　ネット依存の子どもと暮らすのは大変なことです。ついかんしゃくを起こして、子どもとどなりあいになることもあるでしょう。家の手伝いや用事を増やして、子どもに罰を与えたくなるかもしれません。または、子どもを鍛えなおそうと、矯正キャンプに入れようとすることもあるでしょう。
　しかし、こうした典型的な親の反応は、子どもを怒らせるばかりで、依存症の下に潜む基本的な問題の解決にはなりません。ネットに依存している子ども自身も大人と同じように、その状態に満足しているわけではないのです。より健全な方法は、子どもとよく話しあって、依存行動を系統立てて変えていく努力をすることです。

◆自分を変えるチャンスを与える

　ネットのやりすぎについて、子どもと腹を割って話しあうことができたなら、この機会に、子どもに自分で問題を改善する前向きなチャンスを与えてみましょう。親と子どもが協力して、計画を立て、無理のない目標を決めます。これは、子どものネット依存がコントロールできるものか、すでにコントロールできなくなっているかを知るよい方法なのです。自己規制力がないように見える子どもが、どれほど自分をコントロールできるのかもわかります。
　子ども自身が、ネット使用をある程度コントロールできるようになることが目標です。しかし、こうして親が境界をもうけたり、子どもが努力したりしても改善が見られないなら、より強力な方法が必要です。

◆制限と環境づくり

　親が無関心でいると、無防備な環境が作られます。子どもとネットの健全な関係を作るためには、親が勇気を持って指導するべきです。親は愛情

を持って、子どもに行動を変えるよう、しっかり説得しなくてはなりません。そのために、次のような環境を作るところから始めましょう（前章で述べたことも含まれますが、これらは、問題行動を変えるための最初のステップでもあるのです）。

☆適切で実行可能な規則を決めること

　10代の子どもが遅くまで起きていて睡眠不足になっている場合は、「家で宿題以外にネットを使ってはいけません」と言うよりは、「11時になったらネットは消しなさい」と言うほうが適切です。11時の約束が守れなかったら、翌日のネット使用は禁じてもよいでしょう。

☆制限を決めるときは、心配していることを正直に伝えよう

　なぜネット時間を制限する必要があるのか、その理由を子どもにきちんと話して聞かせましょう。願わくば、子どもがその理由と、親が気まぐれにルールを決めているのではないことを理解して賛成してくれるとよいのですが。

☆テレビやネット以外の活動を毎日させる

　家の中や、できれば屋外でどんな活動をしたらよいか、具体的に教え、導きましょう。友だちといっしょにできることなら、なおさらよいでしょう。バランスよい毎日のスケジュールを立て、子どもが自分でスケジュール管理ができるように励ましましょう。勉強や手伝いと遊びのバランスがとれるよう、親は注意しましょう。

☆テレビやネットの時間を少しずつ減らす

　専門家は１日２時間以内を推奨していますが、それに近づくには少しずつ減らさなくてはならないかもしれません。少しずつであっても、正しい方向へ向かっていけばよいのです。

☆全てのネットを制限する
　家庭でテレビやネットを制限するときは、全てのネットを制限するようにしましょう。たとえば、ゲーム機の使用を禁止しても、今やパソコンやスマホがあればゲームはできるのです。

☆家族全体でネット制限を支える
　子どものネット依存の行動を変えるよう、家族一致で努力するのが理想です。家族みんなで支えれば、子どもの責任感も増すでしょう。

☆できれば宿題専用のパソコンを用意する
　目の前に食べ物があるとダイエットをしようとしていても、なかなかうまくいきません。ネット依存も同じです。現代社会ではネットを避けることはできません。勉強の一部としても欠かせません。宿題専用のパソコンを用意すれば、「今は勉強する時間だ」というメッセージが脳に送られます。そして、決められた時間がくるまでは、ほかの遊びにネットを使わないでいられるようになります。このように、自分をコントロールすることを教えていくとよいでしょう。

☆パソコンやゲーム機（＋モニター）は居間に置く
　そうすれば、家族みんなでゲームをすることもできて、子どもが一人だけで何時間もネットに浸りきることがなくなるでしょう。それに、子どもがなにを見ているのか、どれだけの時間をネットに費やしているのかもわかります。

☆ネットを適度に使える友だちに会わせる
　ネット依存の子どもは、ネットにはまっている子ども同士でつき合っていることが多いのです。そこで、どんな使い方が普通なのかを示すことが役に立つでしょう。じょうずにネットと現実の世界を行き来している友だちを見れば、「ああそうか！」と思うかもしれません。

☆問題に気づいて、それを変えようという子どもの気持ちを支えよう

　自分ひとりで依存から抜けだすことはできません。親や家族の助けが必要なのです。子どもの態度がどうであれ、つねに話し合いのパイプと前向きな関係を保ちましょう。厳しい愛も必要ですが、厳しさが愛情を上回ってしまってはいけません。親子関係がうまくいっているほうが、子どもも変わりやすいのです。

☆忍耐強く接しよう

　無理のない目標であっても、すぐに達成できるとはかぎらないと理解してください。うまくいくときもそうでないときも、効果が上がるときも落ちるときもあるでしょう。「一定の期間が過ぎたあとに進歩が見られるかどうか」が重要です。子どもは、自分を信じて励ましてくれる大人を必要としています。

☆潜在している問題について話しあう

　子どもの生活に起きている問題について、腹を割って話しあう努力をしましょう。どんなストレスがあるか？　友だち関係で問題はないか？　なにか変ったことや、失ったものはあるか？　衝動的にネットにはまっているとしたら、なんらかの原因や問題があることがあります。

◆まずは自分で取り組む方法（セルフ・ヘルプ）を試す

　ネット依存のような強迫性の行動は、周囲のサポートがあれば、努力して変えられる場合があります。子どもにまず、自分で取り組む方法を試す機会を与えてみましょう。そうすれば、外部からの助けが必要かどうかの判断がつきます。どれほど依存症が進んでいるかもわかるでしょう。

　この方法で効果が得られなければ、専門家の助けが必要です。

> ## 自分で取り組む克服法

☆毎日、ネットや携帯やゲームにどれだけ時間を使っているかを記録する

まず、時間を記録します。それから、たとえばたいくつだったからとか、不安だったからとか、ネットをした理由、そして何時間も夢中になったのは、どんなサイトやゲームだったかも記録します。それらの記録を見て、自分のネットの使い方のパターンに気づいたら、解決方法を考えます。たとえば、ネットをする時間を変えてみたり、あまり時間を費やさないでできるゲームを探してみたりします。

☆ネットを消す時間を決める

パソコン、タブレット端末、スマホ、などネット全てを毎晩同じ時間に消すようにします。ネットをする時間を決めてタイマーをセットするのもいい方法です。宿題や家の手伝いを全部すませたら１時間ネットをする、というように自分でご褒美を決めてもいいですね。

☆毎日、ネット以外の健康的なことをしよう

友だちを家に呼んで、ネット以外の遊びをしましょう。趣味や興味の持てそうなことをやってみて、どんなふうに自分の時間を使うか、スケジュールを立ててみます。「毎日が楽しくなること」はなんですか？　規則や法律に反したり、自分や人を傷つけたりしないことを選びましょう。

☆昔からの友だちに連絡したり、新しい友だちをつくる

ネットやゲームで忙しすぎて、現実の友だちといっしょに時間をすごすことがなくなっていませんか？　いっしょに時間をすごしたい友だちはだれでしょう？　友だちも、あなたと遊びたいと思っているかもしれません。友だちと連絡をとってみましょう。

☆**同じ興味を持つ人といっしょに楽しむ**
　ネット以外の自分の好きな活動をはじめましょう。アートやスポーツのクラブに入れば、新しい友だちもできます。同じ興味を持つ人といっしょの活動は楽しいものです。こうした活動は、毎日のストレスをやわらげるのにも役立ちます。

☆**問題や困ったことは、信頼できる大人に相談しよう**
　ネットやゲームに夢中になるのは、なにか別の問題から逃げているのかもしれません。さびしかったり、腹が立ったり、悲しかったり、不安になったりするような問題がないか、考えてみましょう。自分の心の中の一番深いところにあるつらい問題について、相談できる人はだれですか？　相談をすることで、きっと立ち向かうことができます。だれかに話すことができれば、解決にむすびつくでしょう。気持ちを内側に閉じこめていると、病気になることもあります。問題を解決しようと決めたら、周りの人に助けてもらっていいのです。

☆**ネットばかりしていてできなくなったことのリストを作ってみる**
　ネットのせいで、できなくなったこと・やらなくなったことのリストを作って、それをやるために、少しずつネットの時間を減らしてみましょう。

☆**ネットやゲームはただの道具だと思おう**
　ネットは、目的を果たすための道具だと考えましょう。情報を得るためや娯楽のためにネットを使って、目的を果たしたら、ネットを消しましょう。このように制限すれば、時間を大切に使えるようになります。目的を果たしたら、ほかのことにとりくみましょう。

☆**自分の感情に対処するスキルを身につける**
　怒りや不安やうつといった気持ちや、友だち関係の不満などをネットや

ゲームにぶつけずに、前向きに対処する方法を見つけましょう。だれにでも問題はあるものです。どう対処したらよいかを助言してくれる人に相談しましょう。カウンセラーやセラピストは、あなたが人生の問題を解決する手助けをしてくれます。きっと毎日が楽しくなりますよ。
　次ページの「ライフスキルを身につけよう」も参考にしてください。

☆MMORPG（大規模多人数同時参加型オンラインRPG）をやめよう

　MMORPGは、ゲームの中でもっとも依存性の高いものだといわれています。「しばらくプレイしないよ」と、オンラインゲームの仲間に告げてみましょう。あなたの決意をサポートしてくれる人がきっとたくさんいますよ。やめたいけど、どうしたらいいかわからないと思っている人が、ほかにも大勢いるはずです。あなたの決心が、みんなを勇気づけるかもしれません。次の方法で、オンラインゲームをやめる努力をしてみましょう。

* 少しずつ時間を減らしていく／適度に、ゆっくり少しずつ減らしていきます。この方法は、ゲーム依存をコントロールできない人には、むずかしいかもしれません。
* きっぱりやめる／まず数か月だけやめてみます。その間にまたゲームをやり始めなければ、依存が少しずつなくなっていくでしょう。
* MMORPGゲームを削除する／まず自分にとって一番大切なキャラクターや、一番ハイレベルなキャラクターを削除してから、ゲームソフトを削除したり、ゲームの購読をストップしましょう。
* ゲームを手放す／オンラインゲームをインストールするCDを、鍵のかかった引き出しにしまったり、親や信頼できる友だちに預けます。きっぱりやめようと決心したら、CDを壊したり、売ったり、チャリティに寄付したりしてもいいでしょう。
* 新しい趣味を見つける／読書や自転車に乗るなどの趣味を見つけましょう。パソコンの近くに行かないですむような趣味がいいですね。

◆ライフスキルを身につける

　怒り、ネガティブな考え方、悪いクセ、問題、うつや不安などを乗りこえるために役立つのが、ライフスキルです。次のライフスキルを試してみましょう。

4つのステップ

　始終ゲームのことだけを考えてしまうような強迫性行動に打ち勝つ方法が、この4つのステップです。練習によって、ネット以外の大切なことに集中できるように脳が訓練されていきます。4つのステップを暗記して、ネットのやりすぎを解消しましょう。

1、ネット以外に好きなことを見つける／ネット以外であなたの好きなことはなんですか？　ネット以外ならなんでもいいのです。
2、別のことを集中してやってみる／ネットではないことを集中してやってみましょう。なにも見つからなかったら、そうじでも料理でも荷物運びでもジョギングでも身の回りのことでよいのです。手や体全体を使うことをやりましょう。
3、相談する／ゲームやネットをしたくてたまらなくなったら、自分を支えてくれる人（家族や友だち）に相談しましょう。ゲームやネットのない安全な場所（図書館など）や親戚の家、旅行へ行くのもいいですね。
4、自分を信じる／前向きに立ち向かいましょう。ネットをしたいという気持ちが薄れていくと信じましょう。自分はもうだいじょうぶだと、自分に言い聞かせましょう。意志の力でがんばりましょう！

考えが行動を決める（認知行動療法）

　曲がった考え方は依存の原因になります。人間は考えたことを行動に移すからです。そして行動はクセになってしまうのです。そのクセが人間を支配するようになることもあるのです。

考え→行動→クセ→性格

　「食べたものが身になる」とよく言いますよね。体内にどんな「燃料」すなわち食べ物を入れるかで、体の健康やエネルギーに大きな違いが出てきます。ですから、体の健康のためにジャンクフードを減らすように、くだらない考えも減らし、もっと有意義な考え方に変えていくべきなのです。なぜなら、「自分の考えが自分を作る」からです。
　下記に、子どもや若者が日々の生活やネットについて陥りやすい考え方と、健全で正しい考え方をあげました。

★役に立たない考え方
「一晩中ネットができなくちゃ、いやだ」
「クラスの子に話しかけるなんて、ムリだよ」
「死んでもこのゲームを制覇するぞ。ネットの仲間がぼくに期待してるんだ。やめたらきらわれるよ」
「オンラインゲームでしか、このストレスは発散できないんだ」
「みんなにうるさく言われるのがいやだから、ネットばかりしてるんだ」

☆役に立つ考え方
「ネットも大好きだけど、ほかのことをしたり、友だちと遊ぶことも、バランスよくやらなくちゃね」
「クラスの子に話しかけるのはむずかしいけど、親切そうな子をみつけて話しかけてみるよ」
「このゲームを制覇したいけど、もう少ししたらやめないと困ると、オンラインの仲間に説明するよ。きっとわかってくれるよ」
「ストレス解消にネットゲームはよい方法だけど、タイマーをかけて1時間だけやろう。そのあとは、ほかの大切なことをやるよ」
「親や友だちにうるさく言われるのはいやだけど、ネット以外のこともし

なくちゃいけないって、自分でもわかってるんだ」

　役に立たない考え方が、どのように役に立つ考え方に変わっているかに注目しましょう。子どもが、このように役に立たない自分の考え方に気づいて、それを変えることができるようなら、認知行動療法がたいへん効果的です。122ページでネット依存の治療としての認知行動療法についてよりくわしく述べましたので、参考にしてください。

　衝動的な行動をする人には、未解決の問題があることがよくあります。問題を避ける道具としてネットにはまることがあるのです。
　私は、『うつと闘う』という本で、シンプルな4ステップの問題解決方法を読者に提供しました。このステップを使うと、未解決の問題を乗り越えることができるようになるでしょう。
　このような心理療法は、それに取り組む一人ひとりが問題を解決するための知恵を与えてくれるものです。
　子どもに、次の4ステップを試させてみましょう。

●問題解決の４ステップ●

１．問題はなにか？／
　今ある問題を書きだしてみましょう。

_____

_____

２．状態を把握(じょうたい　はあく)する／
　あなたの今の状態について書いてみましょう。

_____

_____

３．どうするか決める／
　問題に対処する方法を考えて書いてみましょう。自分が起こしたのではない問題、たとえば親の離婚のような問題は解決することができないとしても、どう対処したらいいかを考えてみましょう。

_____

_____

４．実行する／
　いつ、どのようにして３の方法をやってみるか、書いてみましょう。

_____

_____

きっかけ＋考え＝結果

　きっかけと考えがいっしょに働いて、結果をもたらします。ネットやゲームのやりすぎという結果は、どんなきっかけと考えがいっしょになっておこったことでしょう？

　たとえば、さみしいときやたいくつなときは、オンラインゲームの仲間と遊びたくなるかもしれません。学校でいやなことがあると、ＩＭで知り合った友だちとチャットしたくなるかもしれません。こうしたきっかけがあると、つぎにどんな思いこみや考えが起こるでしょうか？

　さみしくてたいくつしている人は、「ぼくを楽しい気持ちにしてくれるのは、○○ゲームしかない。ゲームさえすれば、気分がよくなるよ」というウソの考えを持つかもしれません。さみしさやたいくつさの解決はゲームしかないなんて、どこにそんな証拠があるのでしょう。

　「だれでもときどきは、さみしくなったりたいくつしたりする。それは特別なことではない。気を取り直して宿題をすませよう。途中で休んで運動しよう。やらなくてはいけないことをやって、運動をすれば、きっと解決するさ」というほうが、事実に近い考えです。

　このように自分に言い聞かせれば、状況をよくすることができます。そして、もっと前向きな結果をもたらすでしょう。もしゲームを何時間もし続けても、結局それは、さみしさやたいくつさの解決にはなりません。そればかりか、後ろめたい気持ちや非生産的な気持ちになって、ますます惨(みじ)めになります。一方で、前向きな考えを持てば、より前向きな結果がもたらされます。生産的な気分になり、運動によってエンドルフィンが作られて幸福感を感じ、気持ちが高揚するでしょう。

　次の「きっかけ＋考え＝結果」というアクティビティは、子どものネットに対する考え方を変えてくれるものです。いっしょにしながら、話し合ってみましょう。大人の手助けもある程度必要です。このアクティビティは個別に行っても、グループで行ってもよいでしょう。コピーして使ってください。例を参考にしてやってみましょう。

●きっかけ＋考え＝結果●

１．きっかけ／
　ゲームやメッセージやSNSなどのネットを、使いたくてたまらなくなるのはどんな時ですか？
例：今日一日いやなことがいろいろあって、腹が立っているとき

_____

_____

２．思いこみ／
　思いこみは真実のこともあるし、まちがっていることもあります。ネットをやりすぎたときを思い起こして、どんな思いこみや役に立たない考え方をしたかを書いてみましょう。

まちがった思いこみの例：「腹が立ったときは、オンラインの友だちとチャットしないと気分がよくならないよ」

_____

_____

　次に、まちがった思い込みを正しい考えに直しましょう。
正しい考えの例：「腹が立ったときは、『頭を冷やす方法』（P115～116）をいくつかやってみれば、いつも気が晴れるんだ」

_____

_____

3．結果／

　ある状況についてどう考えるかで、結果が決まります。よい結果を得るには、真実の正しい考えが必要です。ネットについての考えが、よい結果と悪い結果をもたらしたときのことを思い出して、書いてみましょう。

悪い結果の例：「ほかの県に住むオンラインの友だちと何時間もチャットしたら、宿題ができなくて親に怒られた」

_____

_____

よい結果の例：「頭を冷やす方法をやってみたら気分がよくなったわ。宿題がすんだら、オンラインの友だちとチャットしようっと」

_____

_____

外へ目を向けよう

　ネット依存によく見られるのが「小さな世界症候群」です。ネットやテレビにばかり夢中になっていると、外の世界に目が向かなくなります。うつや不安はこうした狭い世界に起こることがよくあるのです。

　こんなとき、ボランティア活動をすると、視野を広げるのにたいへん役立ちます。ほかの人を助けることには、自分を癒す効果があります。

　子どもたちが少しずつこうした機会を与えられて、大きく成長する姿を、私も見てきました。ボランティア活動はネット依存の若者に刺激を与え、彼らが自分以外のことに目を向けてコミュニティの助けとなる機会を与えます。自信もつき、周囲との関わりもできるようになります。自分に自信が持てて、周囲の人との関係が築けるようになるのは、ネット依存から抜け出すためにもっとも大切な2つのことだと言えるでしょう。

　次の「自分の得意なことを役立てる」を子どもといっしょにやってみましょう。

　このアクティビティでは、子どもに、自分のよいところ、才能、経験、興味が、どのようにコミュニティに役立つかを考えさせます。

●自分の得意なことを役立てる●

　次の質問に答えて、それをほかの人のために役立てる方法を考えましょう。

1．自分の得意なこと、できること、好きなことについて書いてみましょう。

_____

_____

2．これまでにボランティア活動をしたことがありますか？　人をどんなふうに助けることができましたか？

_____

_____

3．人を助けると、どんな気持ちになりますか？

_____

_____

4．学校や地域で、どんなボランティアができますか？　動物愛護団体やお年寄りホーム、病院や炊きだしなど、調べてみましょう。

_____

_____

5．どこに行けば、自分にあったボランティア活動ができますか？

_____

_____

6．次にリストをつくり、その中からひとつ以上やってみましょう。

_____

_____

趣味や好きなことを見つけよう

　IQは知能指数をはかるものですが、Z（Zest＝熱意）Qは、知能と同じくらい大切な熱意や興味をはかる指数です。ネット依存の問題のひとつは、ネットが、ほかの趣味や興味に取って代わってしまうということです。

　「どんなことをするのが好き？」と子どもに聞いてみましょう。ネット以外のことで、毎日楽しみにしているのはどんなことでしょう。規則や法律に違反するものはいけません。次のアクティビティでは、どんなことをしたら毎日が楽しくなるか、好きなことのリストをつくります。

　ネット以外に、毎日楽しくできることをリストにして、ZQを高めましょう。いろいろなことをするのが人生の楽しみです。毎日の計画を立てるとき、ネットとそれ以外のことをする時間をバランスよく取りましょう。ネット、ゲーム、携帯などに費やす時間は、2時間以内がよいと専門家が言っています（Laurson et al., 2008）。自由時間をどう使いたいか、書いてみましょう。ひとつが10ポイントです。ZQポイントが合計100ポイントになるか、やってみましょう。

●ZQアクティビティ（例）●

1．ゲーム（10ポイント）
2．ローラーブレード（10ポイント）
3．絵を描くこと（10ポイント）
4．友だちと遊ぶ（10ポイント）
5．ギターを練習する（10ポイント）
6．本を読む（10ポイント）
7．
8．
9．
10．

合計ZQポイント＝60ポイント

●あなたのZQスコア●

あなたの好きなことを書き出して、ZQスコアをつけてみましょう。

1 _____

2 _____

3 _____

4 _____

5 _____

6 _____

7 _____

8 _____

9 _____

10 _____

合計ZQポイント＝　　　　ポイント

(Frank, 2007)

怒りの山を克服しよう

多くの依存の原因が怒りにあることがあります。イライラや怒りに対処する方法がわからないと、ゲームに依存するなどの不健全な対処の仕方をしてしまうのです。ですから、子どもや若者には、こうした激しい感情を乗り越えるスキルが必要です。

私が別の本に紹介した、「怒りに対処する５つのステップ」を紹介します。腹が立ったりいらいらしたときは、山を登るようにゆっくり慎重にステップを選ぼうと、子どもに教えましょう。感情を体の中にためこんだり、周囲へ向かって爆発させるかわりに、次の５ステップを覚えましょう。

☆怒りの山を克服する５つのステップ
１．怒りの気持ちに気づこう

　自分の気持ちに注意しよう。腹が立ったとき、体の中はどんな感じだろう？　歯をくいしばったり、肩をいからせたりしているのに気づくかもしれない。おなかが変な感じになるかもしれない。これは、怒りの気持ちの合図です。怒りに支配される前に、対処しよう。

２．頭を冷やそう

　すぐに怒りを冷ますようなことを何かしよう。10までゆっくり数えたり、だれかに自分の気持ちを話したり、リラックスするようなことを何かしよう。

３．怒りの度合いを見てみよう

　それは腹を立てても当然のことだろうか？　それは大きな問題だろうか、それとも小さい問題だろうか？　なぜ腹を立てているのか？　自分に問いかけてみよう。大きな理由ではないことがわかったら、怒るのをやめよう。もし腹を立てるのが当然だと思ったら、次のステップへ進もう。

４．怒りの相手はだれだろう

怒りにきちんと対処するために、だれに対して怒っているのかを考えよう。関係ない人まで巻きこむのはよくないことだ。

5．怒りの気持ちを的確に表そう
＊的確な相手と→だれに対して怒っているのかをしっかり考えよう。
＊的確な時間に→できるだけ早く、相手が話し合いに応じるときに話をしよう。自分も相手も気持ちが落ちついているときを選ぼう。
＊的確な方法で→自分の考えを言って、相手にも相手の考えを言ってもらおう。「あんなことが起きて、ぼく（わたし）は、とてもいやな気持ちだよ。仲直りしたいから、話し合おうよ」と言ってみよう。

友だちをつくろう

ネット依存の人には、ソーシャルスキルが欠けていることがよくあります。しかし、ソーシャルスキルは、学んだり練習したりして身につけることができます。友だちをつくったり、なかよくしたりするのは、バランスよい生活に必要です。ロバート・マイリック博士は著書（Developmental Guidance and Counseling: A Practical Approach）の中で、友だちをつくるのが上手な子どもの特徴を6つあげています。

こうした特徴を身につけて使っていけば、きっと人間関係がうまくいくようになるでしょう。何度もこの6つの方法を教え、お手本を示し、練習しましょう。

☆友だちづくりが上手になる6つのこと
1．思いやりをもつ：相手に興味を示す。
2．受け入れる：相手をありのまま受け入れて、相手を支配したり批判したりしない。
3．理解する：相手の考えや気持ちを聞いて尊重する。
4．信用される：正直に接し、相手の秘密を守れる。

（Myrick, 2002）

●とってもだいじなあと2つのこと
5．笑顔：目と目があったら笑顔で応える。
6．相手の目を見て話す：信頼と安心の関係を育てる。

友だちづくりの練習をしてみよう

　ここで紹介する方法は、何十年も使われてきた効果的な方法です。『Getting a Grip on ADD（Frank, K. and Smith S., 1994）』という本にはじめて紹介された方法で、信頼できる大人に手伝ってもらって練習すれば、かんたんにできるようになります。大人は「フレンドシップ・コーチ」の役割を果たします。セラピストが適任ですが、そうでなくてもかまいません。

　友だちづくりのプロセスでは、4つのステップをゆっくり系統立てて進みます。まず「生徒」がステップ1をじょうずにできるように練習するところから始めます。つぎにステップ2を、そしてステップ3をというように順々にマスターしていきましょう。

　とても基本的な概念に思えるかもしれませんが、各ステップをマスターするためにはたくさんの練習が必要です。人間関係の不安がネット依存の問題の根底にあることがよくあります。これは一般的な知性の問題ではなくて、ほかの人とうまく交わったり、調和したりすることに自信を持てないという問題です。社交面でのぎこちなさを取りはらい、不安を少しずつ減らしていけば、自信がついていくでしょう。

ステップ1：確認する

　よい友だちにはどんな特徴があるか考えてみましょう。たとえば、
＊いつも笑顔だ　＊友だちを裏切らない　＊同じことに興味がある
＊親切だ　＊ユーモアがある　＊聞き上手　＊思いやりがある
＊いっしょにいて楽しい

　こうした特徴を「明るいメッセージ」と言います。人間は互いにメッセ

ージを送りあっているのです。つぎに、人をよせつけないような「暗いメッセージ」について考えてみましょう。

「暗いメッセージ」にはこんなものがあります。
＊相手に興味を示さない　＊ウワサ話ばかりする　＊友だちを裏切る
＊自己中心的　＊いつも怒っている　＊気が短い

☆**アクション・ステップ**：友だちを観察して、どんな「メッセージ」を発しているかを考えてみましょう。気がついた「明るいメッセージ」と「暗いメッセージ」をリストにしましょう。

ステップ２：話しかける

　いつも「明るいメッセージ」を送っている人を見つけられましたか？明るいメッセージと暗いメッセージを見分けられるようになれば、友だちづくりが不安な子どもでも、「安全な」友だちになれる人はだれなのかがわかるようになります。
　このステップでは、「明るいメッセージ」を発している子どもに、実際に話しかけてみます。とても勇気のいることですが、相手が明るいメッセージを送っていることがわかれば、不安が減少するでしょう。

☆**アクション・ステップ**：「明るいメッセージ」を送っている子ども数人のリストができたら、その中の少なくとも一人に話しかけさせてみましょう。事前に、大人のコーチと練習をする必要があるかもしれません。
　話しかけるには２つの方法があります。ひとつは、相手をほめることです。こんなロールプレイで練習しましょう。

「サッカー、じょうずだね」
「きみのシャツ、かっこいいね」
「ピアノがじょうずなのね」

「そのハンカチ、すてきね」
　もうひとつの方法は、相手に質問をすることです。いつ、どこで、なに を、どう、というような言葉で始めれば、相手から答えが返ってくるでしょう。でも、「なぜ」で始まる質問は、相手を身がまえさせることがあり、適していません。こんな質問をしてみましょう。

「テストむずかしかったね。うまくできた？」
「週末どこかいった？　楽しかった？」
「学校が終わったらなにをしているの？」
「そのジャケット、どこで買ったの？　よく似合うよ！」

　十分に練習したら、明るいメッセージを発している子どもに話しかけて、結果を報告させましょう。何度も話しかけたり、自分も明るいメッセージを送れるように練習しましょう。

ステップ3：問う
　友だちができたら、うまく関係がつくれているかどうかをチェックしましょう。友だちとの関係がうまくいっているかを調べるのが、このステップの目的です。自分に向かって、次のように問いかけることを提案しましょう。

＊友だちとの関係はうまく行っているだろうか？
＊この友だちやグループから受けるのは、「明るいメッセージ」だろうか、それとも「暗いメッセージ」だろうか？
＊この関係を、努力して続けるべきだろうか？
＊友だちと自分になにか共通のことがあるだろうか？

☆**アクション・ステップ**：それが本当の友情かどうか、質問しながら話し合ってみましょう。もし、その友情を本当でないと思ったり、居心地が

悪いと思ったりしているようなら、「タイムアウト」するように言いましょう。その関係をやめて、またステップ1からやり直すのがタイムアウトです。友だちとの関係はうまくいかないことがたくさんあります。このやり方をくり返していけば、きっと友だちとの間に友情が育つとはげましましょう。

ステップ4：問題を解決する

　最後のステップは、友情を長続きさせることです。「明るいメッセージ」を送ることを優先して、「暗いメッセージ」はなるべく送らないようにします。それでも問題が起きたら、対処することを教えましょう。

　問題が起きた場合は、自分を主張したり、腹を立てたりする前に、まず相手の話をよく聞くようにします。すぐに結論に結びつけないで、事実をとらえ、妥協したり、寛大な心を持つことも大切なのです。

☆アクション・ステップ：問題解決について話し合い、友情を続けるためのよい努力がなされているかどうかを、調べてみましょう。自分にこう問いかけさせましょう。

＊ぼく（わたし）はいつも「明るいメッセージ」を送っているだろうか？
＊自分は問題解決がうまくできるだろうか？
＊相手を許したり、妥協したりできるだろうか？
＊この友だち関係で自分はなにを得てなにを相手に与えているだろうか？

◆専門家に助けを求める

　個人や家族だけではどうしようもない問題もあります。依存症はそのひとつです。依存症についての専門家がいるということを知っておくのは、よいことです。ここでは、子ども自身がネット依存症を変えたいと思っているかどうか、それは程度なのかを調べてみましょう。「変わるための段階」という回復のための5段階を見てみましょう。(Prochaska and DiClemente, 1982)

1．まだ変わろうと思わない段階
　この段階では、自分の依存行動を変えようと思っていません。問題があることを否認しつづけ、変えるべきだということを認識していません。

2．変化が必要だと思いはじめた段階
　変化が必要だと思いはじめた段階。問題を認識していますが、まだ変わる心づもりができていなかったり、本当に変わらなくてはいけないのかどうか、確信していない段階です。

3．変わる準備の段階
　変わる準備をしはじめた状態で、近い将来、変わることを決断しようと考えています。この段階で、回復や治療についての情報を本人に知らせるとよいでしょう。

4．変わる行動を始める段階
　実際に変わるための行動を始めた段階です。依存行動をやめたいと言葉にするだけでなく、実際に強い意志でやめようとします。

5．維持の段階
　依存行動を変えて、それを維持する段階です。新しい行動を一定して続けます。逆戻りを予防する方法やプログラムが、この段階で役立ちます。

　この「変わるための段階」は、逆戻りの危険があります。これは依存者のほとんどが経験するものです。ほとんどの人が、この5段階を何度か経

てはじめて安定したライフスタイルへの変化を得ることができるのです。逆戻りしたら、それを分析して、そこから学びましょう。多くの人がこうして依存症から立ち直ることができたのです。この次の段階は、超越です。超越した人の生活に、もう依存行動は存在しません。逆戻りが、ほど遠い異常なことにすら思えるようになります。

セラピーとカウンセリング

　セラピーは、ネットのやりすぎをコントロールする大きな柱となります。とくに認知行動療法は、ネット使用の衝動を徐々に抑えるのに役立つアプローチです。この療法は、子どものネットに対する考え方を変えることができます。破壊的な強迫観念と衝動による考えを問い直し、変えていきます。認知行動療法には2つの要素があります。

☆機能の分析

　セラピストの助けによって、まず患者は、依存行動の原因となる考えや感情や状況を認識します。こうして、患者はネガティブな考えをより正確で建設的な考え方に置き換えることができるのです。また、なぜ破壊的な依存行動に走るのかについての自己洞察も行われ、様々な状況での、よりよい対応について認識します。

☆スキルの練習

　よりよい対処方法を学んだり、学びなおしたりする練習をします。セラピストは、患者が以前のネガティブなクセを捨て去り、それを新しいよりよいクセやスキルに置き換える手助けをします。患者の自分の依存についての考え方が変わり、これまで依存行動のきっかけとなっていた状況や環境に、新しい方法で対処することを学ぶのが、最終的な目標です。

　認知行動療法のよいところは、それが比較的短時間で行われることです。これは、この方法が構造化されていて目標志向の方法だからです。ネット

依存症の人の直接的な問題に焦点をあてることができます。通常、セラピストに12〜16回の診療を受ければ終了します。

セイントボナベンチャー大学のキンバリー・S・ヤング博士は、ネット依存症の認知行動療法の研究で有名です。ヤング博士は、2011年に、認知行動療法とHRT（Harm Reduction Therapy）というネット依存症の治療法について下記のように述べています。

「ネット依存症の認知行動療法では、3段階のアプローチを使います。
　1つ目の段階では、HRTを用いて、少しずつネットを使う時間を減らしていく、行動の緩和を行います。
　2つ目の段階では、認知療法を使って、ネット依存症患者にしばしば見られる否定に対応し、過剰のネット使用を正当化しようとする考えを除去するように努めます。
　3つ目の段階では、ネットの衝動的使用に関連した共存する問題を確認して治療します。近年増えてきたネット依存症に対するはじめての治療モデルで、外来でも入院でも行うことができます。」(Young, 2011)

ヤング博士の治療モデルの結果はたいへん興味深いです。
ヤング博士は結果についてこう述べています。

「8回目のオンラインセッションまでに、ほとんどの患者が問題を制御できるようになり、12セッション目までには、ほとんどの患者が完全に自分の症状をコントロールすることができました。患者は、ネット依存に見られる共通の症状の回復に、認知行動療法のカウンセリングが効果的だったと報告しています。すなわち、やめる動機づけ、ネットアクセスの時間の制限、社会的孤立や性機能不全からの回復、問題のあるネットアプリを絶つことなどにこの療法が役立ったのです。」
「患者の、衝動的なネット使用に関連した考え方や行動が減少したこともデータからわかっています。ネットの衝動的な使用の正当化も減少し、

コンピュータ使用に関する一般的な行動も改善され、ネットのない生活に適応するような前向きなライフスタイルの変化も見られました。逆戻りも六か月以上にわたって予防することができました。」（Young, 2007）

　認知行動療法が、ネット依存症の治療に効果的であることを示すほかの研究もあります。とくにゲーム依存症にはもっともよく使われる療法として推奨されています（King, 2010）。

　認知行動療法に熟練した、ネット依存症についての知識の深いセラピストを選ぶようにしましょう。ネット依存の問題が注目されるようになって、より多くのセラピストがこうした要求に応じられるようなトレーニングを積むようになりました。

いろいろなセラピー

☆家族セラピー

　依存症はひとりだけの問題ではありません。子どもがネット依存になると、家族全体が影響を受けますし、ネット依存の子どもも、家族からの影響を受けることもあります。依存は家族全体の問題なのです。家族の問題が子どもの依存症の問題とからみあい、そのせいで子どもの依存行動が起きることもあるのです。これを共依存と呼んでいます。

　ファミリーセラピストは、家族全体のかかわり方を見て、子どものネット依存が改善されるような介入プログラムを作ります。家族全体の協力がなければ、どんなタイプの依存症治療も前進することが難しいのです。

　ネット依存のファミリーセラピーでは、ネット依存症の子ども自身に自分の依存症を認識させ、家族に、回復のための手助けの知識を与えます。依存症は大変パワフルなものですが、家族全体で立ち向かえば、家族の絆を強くします。そして、ネット依存症の子どもにとっても、家族の愛情に基づいた、しっかり安定した支援は大いに役立ちます。

☆グループセラピー

　自分はひとりではないと知ることで、たいへん勇気づけられます。同じネット依存の道を歩んでいる人同士で支え合えるのは、力強いものです。毎日、多くの大人や子どもがネット依存から回復しています。

　グループセラピーは、訓練をつんだ依存症セラピストの指導によって、10代の若者のグループで行うものです。自分には仲間がいるということがわかります。ほかの依存症と同じように、ネット依存症から回復しつつある人は、自分の責任を認め、自分の依存症についての真実を語ることを厭わないものです。

☆回復グループ

　次の「ネット依存症回復のための12の原理」は、アメリカのネット依存症回復の自助グループITAA（インターネットアンドテクノロジー・アディクション・アノニマス）が、アルコール依存症を克服するための自助グループAA（アルコホーリクス・アノニマス）が使っているものを改変しました。この原理を使って、人生の問題を認識して乗り越えていくことができ、この原理を自分の人生に適用していけば、どんな問題でもきっと改善されると、AAの人たちは述べています。

「ネット依存症回復のための12の原理」
1．正直になろう：自分はネット依存に対して無力であり、自分の生活をコントロールすることができなくなったことを認めよう。
2．希望を持とう：自分を超える大きな力が、私たちを健康に導いてくれると信じよう。
3．信頼しよう：自分の意志と生き方を、自分にとっての神の力にゆだねよう。
4．真実を見よう：自分の良心のあり方について恐れずに真実を求め、それを表にしよう。
5．誠実であろう：自分の過ちのありのままの真実を、自分自身、他者、

そして自分を超える大きな力（神）に対して認めよう。
6. 心を入れ替えよう：自分を超える大きな力（神）に自分の全ての性格上の欠点を取り除いてもらう心構えをしよう。
7. 謙虚になろう：自分の短所を取り除くことを、謙虚に願おう。
8. 兄弟愛を持とう：これまでに傷つけた全ての人の名前をリストにし、その人たちに快く埋め合わせをする気持ちになろう。
9. 埋め合わせと和解をしよう：相手や他者を傷つけない限り、できるだけ、これまでに傷つけた人に直接埋め合わせをしよう。
10. 責任を認めよう：自分の良心のあり方を追求し続け、まちがっているときには、それを認めよう。
11. 忍耐力を持とう：自分の心の声に耳を傾け続けよう。それがなんであれ、自分を超えた力（神）を理解することを謙虚に求めよう。完全でなくても、真剣に努力をしたら、自分を評価しよう。
12. 奉仕と精神性を持とう：これらのステップを経て、精神性に目覚めることができたら、ほかのネット依存者にも、そのメッセージを伝えて、すべてのことに、この原理を適用しよう。

（www.NetAddictionAnon.org, 2013）

☆自然体験セラピー

自然体験セラピーは、ネット依存症の人を、ネットやゲームにアクセスできない環境へ連れていって行うものです。自然体験セラピーは、長年の間、子どもや10代のほかの問題行動のセラピーとしても使われてきました。通常15日から30日間、屋外でグループと共に生活するもので、これまでに多くの若者の問題解決に役立ってきました。しかし、場所が遠いことや、高い費用がかかることが難点です。

入院治療

ゲームや携帯やSNSやネットショッピングなどのネット依存が病的な場合、30日以上入院して治療することがあります。こうした入院プログ

ラムは、アメリカよりむしろ韓国で発達していますが、費用も高く、また治療結果の研究もまだよくされていません。

　入院治療では、専門の医師が、ネット依存患者や家族が依存の状態について理解できるように手助けします。また、たとえば、うつ、不安、ソーシャルスキルの問題、学習障害、家族の機能不全などといった、ネット依存の下に潜む問題を見つけ出し、ネット依存患者が健全でバランスの取れた生活を取り戻せるように、個別プランを立てていきます。

＊日本の代表的な治療機関
　久里浜医療センターでは、2011年7月から日本で最初のネット依存治療研究部門（TIAR）を開設し、ネット依存症の治療にあたっている。
●独立行政法人国立病院機構　久里浜医療センター
http://www.kurihama-med.jp/tiar/
受診は予約制→電話046-848-1550（平日8：30～17：00）
●ネット依存家族会
http://www.kurihama-med.jp/tiar/tiar_05.html
　久里浜医療センター内にあり、TIARスタッフの講義と家族の体験談や、スタッフを交えての意見交換を毎月2回（第2，4金曜日、午後1時～3時）開催している。

◆まとめ

　この章では、セルフヘルプや、あまり専門家の介入を必要としない方法から、限定された環境で多大な時間と費用を使って行う治療まで、さまざまな治療方法を紹介しました。この章で紹介した順に、軽い治療から始めてみるとよいでしょう。ネット依存は強い依存で、注意深い対応が必要です。できるだけ早く介入したほうが効果があります。

　この本の読者が、ネット依存の問題に誠心誠意向き合い、ここに紹介した治療を進めていくことを願っています。ネット依存症は、治療ができるものなのです。成功をお祈りします！

著者／キム・ティップ・フランク（Kim Tip Frank）
教師、カウンセラー、セラピストとして数千人もの子どもと関わってきた。ADD/ADHD、不安障害、うつ、ソーシャルスキル、喪失、離婚などについて多くの著書があり、アメリカ各地で講演も行う。家庭を大切にする夫であり、二人のティーンエイジャーの父親でもある。

執筆協力／マイク・パジェット（Mike Paget）
25年以上にわたり、ODD、CDなどの特別な支援を必要とする子どもと関わってきた経験から、州のコンサルタントとして、感情面や行動に深刻な問題のある子どもの手助けをしている。アメリカとカナダで教室の問題行動などについてセミナーも開いている。

訳者／上田勢子（うえだ・せいこ）
東京生まれ。慶應義塾大学卒。1979年よりカリフォルニア州在住。写真展企画の仕事をしながら児童書の翻訳を始め、現在までに60冊を手がけている。主な訳書に『こころの救急箱』シリーズ全6巻、『学校のトラブル解決シリーズ』全7巻、『きみにもあるいじめをとめる力』（以上大月書店）、『自閉症のある子と友だちになるには』（晶文社）など。

装幀　藤本孝明＋如月舎
DTP　編集工房一生社

ネット依存から子どもを守る本
家庭や学校で取り組む予防教育と治療法

2014年4月21日　第1刷発行　　　　定価はカバーに表示してあります

訳　者　　上田勢子

発行者　　中川　進

〒113-0033　東京都文京区本郷2-11-9
発行所　株式会社　大月書店　　印刷　太平印刷
　　　　　　　　　　　　　　　　製本　中永製本
電話（代表）03-3813-4651　FAX 03-3813-4655　振替00130-7-16387
http://www.otsukishoten.co.jp/

©Uyeda Seiko 2014

本書の内容の一部あるいは全部を無断で複写複製（コピー）することは法律で認められた場合を除き、著作者および出版社の権利の侵害となりますので、その場合にはあらかじめ小社あて許諾を求めてください

ISBN978-4-272-41224-2　C0037　Printed in Japan

参考文献

- About OLGA and OLG-Anon. (2013). On-Line Gamers Anonymous. Retrieved February 9, 2013, from http://www.olganon.org.
- Adelson, E. (2013). Player sidesteps dangerous trap of social media. Yahoo.com. Retrieved February 23, 2013, from http://www.sports.yahoo.com/news/ncaab-player-sidesteps-dangerous-trap-of-social-media-220705772.html.
- American Psychiatric Association. (1995). Diagnostic and Statistical Manual IV. Washington, D.C.: Author.
- The Anasazi way: Within every child is a seed of greatness. (2013). Anasazi Foundation. Retrieved February 9, 2013, from http://www.anasazi.org.
- Athletes and fame. (2013, January 19). The Associated Press.
- Browne, K. and Hamilton-Giachritsis, C. (2005). The influence of violent media on children and adolescents: A public health approach. Lancet, 365, 702-710.
- Bubnic, A. (2012). A comprehensive directory of online safety resources. Retrieved February 3, 2013, from http://www.connectsafely.org/Directories/internet-safety-resources.html.
- Bushman, B. & Huesmann, L. (2006). Long-term effects of violent media on aggression in children and adults. Archives of Pediatric and Adolescent Medicine, 160, 348-352.
- Conrad, B. (2012). Video game addiction signs, problems, risks, and treatment. Techaddiction.ca. Retrieved December 15, 2012, from http://www.techaddiction.ca/video-game-addiction.html.
- Coyne, T. (2013, January 17). Story of Te'O girlfriend's death apparently a hoax. Associated Press.
- Cyber bullying statistics. (2009). Bullying statistics.org. Retrieved January 6, 2013, from http://www.bullyingstatistics.org/content/cyber-bullying-statistics.html.
- Detox for video game addiction? (2006). CBS News. Retrieved December 8, 2012, from http://www.cbs.news.com/2100-500368-162-1773956.html.
- ESRB rating guide. (2013). Entertainment Software Rating Board. Retrieved January 16, 2013, from http://www.esrb.org/ratings.
- Frank, K. (2007). Battling the blues: The handbook for helping children and teens with depression. Chattanooga, TN: National Center for Youth Issues.
- Frank, K. & Smith-Rex, S. (1994). Getting a grip on ADD. Minneapolis, MN: Educational Media.
- Franklin, N. & Hunt, J. (2012). Rated E for everyone: Keeping up with our patients' video game playing. Brown University Child and Adolescent Behavior Letter, 28 (1), 1-6.
- How to overcome an MMORPG addiction. (2013). Wiki How to Do Anything. Retrieved January 16, 2013, from http://www.wikihow.com/overcome-an-MMORPG-Addiction.
- Hsu, S. et al. (2009). Exploring user experiences as predictors of MMORPG addiction. Journal of Computers and Education, 53 (3), 990-999.
- Internet addiction: The new mental health disorder. (2012). Mercola.com. Retrieved December 8, 2012, from http://www.articles.mercola.com/sites/articles/archive/2012/11/24/internet-article.html.
- ITAA 12 steps. (2013). Internet and Tech Addiction Anonymous. Retrieved February 9, 2013, from http://www.netaddictionanon.org/about/itaa-12-steps.
- King, D. et al. (2010). Cognitive behavioral therapy for problematic video game players: Conceptual considerations and practice issues. Journal of Cyber Therapy and Rehabilitation, 3, 261-273.
- Knorr, C. (2012). Active gaming tips. Commonsensemedia.org. Retrieved January 15, 2013, from http://www.commonsensemedia.org/advice-for-parents/active-gaming-tips.
- Ko, C. et al. (2011). Brain correlates of craving for online gaming under cue exposure in subjects with Internet gaming addiction and in remitted subjects. Addiction Biology, 10, 1369-1600.
- Laurson, K. R., Eisenmann, J. C., Welk, G. J., Wickel, E. E., Gentile, D. A., & Walsh, D. A. (2008). Combined influence of physical activity and screen time recommendations on childhood overweight. The Journal of Pediatrics, 10.1016.
- Lenhart, A. (2009). Teens and sexting. Pew Internet and American life project. Retrieved February 16, 2013, from http://www.pewinternet.org/reports/2009/teens-and-sexting.aspx.

- Lenhart, J. et al. (2008). Adults and video games. Retrieved January 13, 2013, from http://www.pewinternet.org/reports/2008/adults-and-video-games/1-data-memo.aspx.
- Madden, M. & Zickuhr, K. (2011). 65 % of online adults use social networking sites. Retrieved January 13, 2013, from http://www.pewinternet.org/Reports/2011/social-networking-sites.aspx.
- Managing your child's screen time. (2012). Greatschools.org. Retrieved from http://www.greatschools.org/students/media-kids/286-managing-your-childs-screen-time.gs?page=all.
- McBride, H. (2012). Study documents prevalence of pathological behavior among young video gamers. Videogameaddiction.org. Retrieved December 8, 2012, from http://www.video-game-addiction.org/video-game-addiction-articles/study-documents-prevalence-of-pathological-behavior-among-young-video-gamers.html.
- Myrick, R. (2002). Developmental guidance and counseling: A practical approach. Minneapolis, MN: Educational Media.
- Negative effects of technology on children. (2011). nytimes.com. Retrieved December 1, 2012, from http://www.personal.psu.edu/djw5068/assignment 5.html.
- Prochaska, J. & DiClemente, C. (1982). Theoretical therapy: Toward a more integrative model of change. Psychotherapy: Theory, Research, and Practice, 19: 276-288.
- Rated E for everyone: Keeping up with our patient's video game playing. (2112, January). The Brown University Child and Adolescent Behavior Letter, 28 (1), 1-5.
- Roszak, T. (1994). The cult of information. Santa Monica, CA: Pantheon.
- ReStart is the nation's first retreat center program. (2012). ReStart Internet addiction recovery program. Retrieved February 9, 2013, from http://www.netaddictionrecovery.com/contact-us.html.
- Screen time trends. (2013). Bluemanateechildren'sbooks.com. Retrieved January 11, 2013, from http://www.bluemanateebooks.com/home/digital_playground_data/screen_time_trends.
- The Soltreks approach. (2012). Soltreks. Retrieved February 9, 2013, from www.soltreks.com/program-overview.htm.
- Some children really are addicted to video games. (2007). Live science. Retrieved December 8, 2012, from http://www.livescience.com/5409-children-addicted-video-games.html.
- Stages of substance abuse. (2012). ADSGC.org. Retrieved December 15, 2012, from http://www.adsgc.org/subabuse.htm.
- Stories of video game addiction-Straight from the horse's mouth. (2012). Gameaddiction.org. Retrieved December 15, 2012, from http://www.video-game-addiction.org/stories-of-addiction.html.
- Video game addiction. (2012). Videogameaddiction.org. Retrieved December 1, 2012, from http://www.video-game-addiction.org/video-game-addiction-treatment.html.
- Video game addiction statistics. (2013). Tech addiction. Retrieved January 8, 2012, from http://www.techaddiction.ca/media-statistics.html.
- What is 21st century media literacy? (2009). Scholastic.com. Retrieved December 1, 2012, from http://www.blogs.scholastic.com/accelerating_change/2009/08/what-is-21st-century-media-literacy.html.
- What makes a video game addictive? (2012). Videogameaddiction.org. Retrieved December 15, 2012, from http://www.video-game-addiction.org/what-makes-games-addictive.html.
- What parents can do about cyberbullying. (2013). Nation Crime Prevention Center. Retrieved February 16, 2013, from http://www.ncpc.org/topics/cyberbullying/stop-cyberbullying.
- Wolfling, K. et al. (2008). Computer game addiction: A psychological symptom complex in adolescence. Psychiatric Prax, 35 (5), 226-32.
- Wood, R. (2008). Problems with the concept of video game "addiction:" Some case study examples. International Journal of Mental Health and Addiction, 6 (2), 169-178.
- Young, K. (2012). Internet Addiction Test (IAT). Retrieved January 19, 2013, from http://www.globaladdiction.org/dldocs/GLOBALADDICTION-Scales-InternetAddictionTest.pdf.
- Young, K. (2011). CBT-IA: The first treatment model for Internet addiction. Journal of Cognitive Psychotherapy, 25 (4); 304-312.
- Young, K. (2007). Treatment outcomes with Internet addicts. CyberPsychology and Behavior, 10 (5), 671-679.